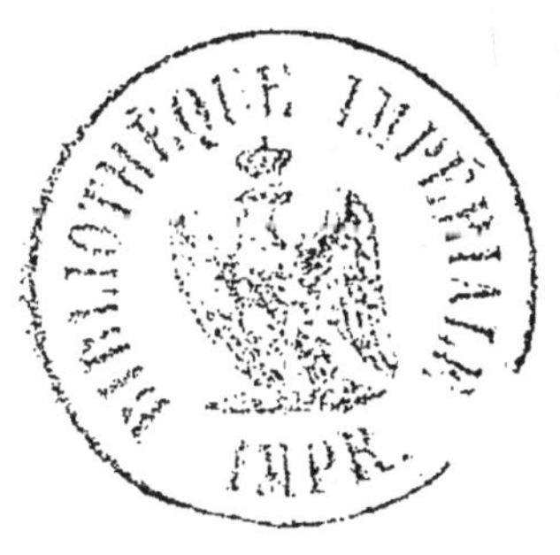

DES GENCIVES

ET

DES DENTS.

SE TROUVE :

A Rouen,
chez Lebrument, successeur de Éd. Frère, libraire, quai de Paris, 45 ;

chez l'Auteur, rue aux Ours, 24 ;

Et chez les principaux Libraires du département.

A Paris, chez J.-B. Ballière, libraire de l'Académie royale de Médecine, rue de l'École-de-Médecine, 13 bis.

DES GENCIVES

ET

DES DENTS,

DE LEURS MALADIES,

DES DIFFÉRENTS

MOYENS THÉRAPEUTIQUES ET HYGIÉNIQUES

PROPRES A LES EN PRÉSERVER

OU A LES EN GUÉRIR ;

Ouvrage dédié aux Mères de familles,

Par E. VISINET,

REÇU PAR LA FACULTÉ DE MÉDECINE DE PARIS.

ROUEN.

IMPRIMERIE DE I.-S. LEFEVRE,

20, RUE DES CARMES.

M DCCC XLII.

AVANT-PROPOS.

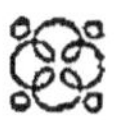

Les soins de la bouche, si salutaires dans tout pays, deviennent d'une impérieuse nécessité surtout sous l'humide influence de certains climats. Si l'on veut s'opposer à la destruction rapide des dents, ces si jolis et si utiles organes, dont on ne connaît réellement le prix que lorsqu'on en est privé, il est sage de ne pas attendre ce moment pour se pénétrer des connaissances qui tendent à leur conservation. Et cependant l'hygiène des dents est une des choses qu'on néglige le plus dans la société; bien des gens n'apprécient toute son importance et ne savent, que lorsqu'il n'en est plus temps , combien quelques soins éclairés eussent pu leur éviter de maux et de douleurs. N'est-il pas nécessaire aussi que l'air , cet élément de la vie , ne pénètre dans les poumons que pur et dégagé de miasmes corrompus? Et comment pourrait-il posséder cette précieuse qualité s'il traverse une bouche infectée de l'odeur qui résulte de l'accumulation du tartre autour

des dents, ou d'une carie
qui, plus pernicieuse encore,
non - seulement vicie l'haleine, mais fait ressentir des
douleurs auxquelles peu de
personnes échappent et dont
la violence n'est que trop
connue?

Bien des ouvrages sur cette
matière ont été faits par des
gens d'un grand mérite. En
France, les Duval, les Gariot, les Lemaire, les Oudet,
etc., et en Angleterre, les

Hunter, les Fox, etc., ont laissé des preuves de leurs vastes connaissances, que tous ceux qui voudront exercer notre profession avec quelque distinction feront toujours bien d'étudier, de méditer et de consulter souvent. Aussi n'ai-je pas la prétention de faire faire, comme ces auteurs, un pas à la science, mais de mettre très-succinctement à la portée des gens du monde ce qu'il leur est utile de connaître, en laissant à-peu-près de côté toute recherche d'érudition superflue.

Je passerai donc rapidement, en donnant toutefois un aperçu sur la formation des dents, pour arriver plus vîte à leurs maladies et aux moyens soit de les prévenir, soit de les sauver par un traitement approprié aux différents cas. Je m'efforcerai de combattre quelques préjugés

bien nuisibles qui se trans-
mettent trop facilement dans
le monde ; et les mères de
famille pourront trouver un
guide qui peut épargner plus
tard bien des regrets à elles
et à leurs enfants. Puissé-je,
par mes conseils, contribuer
à vaincre la négligence que
l'on apporte trop souvent à
des soins qui, sous une influence destructive, devraient
être de tous les instants, et
qui seraient si salutaires s'ils

étaient toujours commencés et administrés dès la plus tendre enfance.

DES GENCIVES

ET

DES DENTS.

DE LA BOUCHE.

—

APERÇU
DES DIFFÉRENTS ORGANES
QUI LA COMPOSENT.

Les organes masticateurs qui forment la bouche proprement dite, sont :

1° Les os doubles maxillaires supérieurs qui forment la mâchoire supérieure, composée de deux os, et la

1

mâchoire inférieure, composée d'un seul os qui s'articule avec les temporaux, et que l'on appelle maxillaire inférieur ;

2° Les dents qui sont implantées dans ces maxillaires ;

3° Les muscles ;

4° Les nerfs ;

5° Les artères ;

6° Les veines ;

7° Les glandes salivaires.

Les dents, par leur développement, présentent des phénomènes particuliers dont je vais m'occuper.

DES DENTS EN GÉNÉRAL.

Les dents constituent, avec les mâchoires, dans les alvéoles * desquelles elles s'implantent, l'appareil dentaire proprement dit ; ce sont les os les plus durs et les plus compacts de toute l'économie.

Mais avant d'arriver à cet état de dureté, ainsi que toutes les autres parties de notre corps, les germes

---

* On appelle avéoles les petites cloisons osseuses formant le bord de la mâchoire, dans lesquelles les dents sont implantées.

dentaires existent déjà dès les premiers instants de la vie, et dans le sein même de la mère, au nombre de cinquante-deux. Vingt pour la première dentition, et trente-deux pour la seconde. Ils se développent peu-à-peu jusqu'à parfait accroissement. A cette dernière période, chaque dent offre une partie libre, recouverte d'un émail très-dur et très-épais, qui, dans l'état de santé, la rend insensible aux impressions du chaud et du froid, et fait, hors de l'alvéole, une saillie égale, et qu'on appelle *la couronne* de la dent : cette dernière finit par un rétrécissement moyen nommé *collet*, où semble se terminer la gencive, et qui la sépare d'une partie profondément cachée dans des cavités spéciales qui portent le nom d'alvéoles ; cette partie cachée est désignée sous le nom de *racine*, laquelle est simple, bifurquée (double), triple ou quadruple, suivant les diverses espèces de dents. Cette racine est recouverte d'un mince périoste ou membrane, rempli de vaisseaux, qui longe la cavité des alvéoles, et se trouve par-là fixée par une articulation nommée *gomphose*, comme peut l'être un clou dans du bois. Les dents sont nourries et vivifiées par une espèce de ganglion appelée *pulpe dentaire*, d'une sensibilité exquise, par laquelle nous distinguons les différences de chaleur et de froid, et qui, dans l'état de maladie de ces organes, cause ces vives douleurs auxquelles, à raison de leur intensité, on a donné le nom de *rage de dents*.

DE LA DENTITION.

On appelle dentition, ou *odonto-phye*, le développement des dents, et leur apparition sur le bord libre des mâchoires. Il n'existe ordinaire-ment que deux dentitions, bien que, dans quelques circonstances excessi-vement rares et que je crois dou-teuses, le cas d'une troisième ait été signalé, du moins partiellement, si elle n'était générale.

Laissant de côté la formation des

germes dentaires chez le fétus, je ne m'occuperai que de ce qu'il importe à une mère de famille de connaître, c'est-à-dire du moment de l'apparition des dents.

(9)

PREMIÈRE DENTITION.

L'époque où paraissent les premières dents est assez variable; on voit quelquefois des enfants qui, en naissant, en ont une ou deux; d'autres chez lesquels les premières dents ne se montrent qu'à la fin de la première et même de la deuxième année; mais, le plus communément, c'est du sixième au neuvième mois que l'éruption commence : presque toujours les deux *incisives* centrales inférieures sortent les premières; environ deux ou trois mois après paraissent les grandes *incisives* supérieures, ensuite les *incisives* latérales inférieures, puis les *incisives* moyennes supérieures ; quelques mois après, paraissent les *canines* d'en-bas, puis celles d'en-haut. Il arrive cependant que les *canines* ne sortent qu'après les premières petites *molaires*, ou que ces deux ordres de dents paraissent ensemble; enfin, entre trois et quatre ans, paraissent les deuxièmes petites *molaires*, qui complètent le nombre des vingt dents qui ne sont destinées qu'à une existence très-courte, et qui ont été appelées, pour cette raison, *dents tem-*

poraires, *dents caduques*, *dents enfan-*
tines, *dents de lait*, et réunies sous le
nom commun de *première dentition*.

Assez souvent, entre quatre et
cinq ans, paraissent les premières
grosses *molaires*, bien avant que les
dents temporaires ne soient encore
ébranlées, ce qui a donné lieu à l'erreur, partagée par quelques dentistes, que la première dentition se
composait de vingt-quatre dents. Ce
ne sont toutefois que les premières
dents permanentes, et qui ne doivent
jamais être remplacées.

Les *dents temporaires* ou de *lait* se
distinguent par les caractères bien

tranchés des dents qui doivent leur succéder. Elles ont leur *couronne* plus blanche et plus ronde que les dents permanentes ; leur *collet* est surmonté en dehors par une saillie légère qui leur donne une apparence ventrue toute particulière. Les *incisives* et les *canines* sont un peu plus petites, les *molaires*, au contraire, sont beaucoup plus grosses que celles de la seconde dentition, et ont tout-à-fait l'apparence de grosses *molaires*, et non des dents *bicuspidées* qui paraîtront plus tard.

La différence remarquable entre les *molaires* de la première dentition

et les petites *molaires* qui leur suc-
cèdent, se déduit de l'usage même
des grosses *molaires*. Ces dents sont
bien plus importantes pour broyer les
aliments que les petites, qui sont
presque de luxe chez l'adulte, lorsque toute la seconde dentition est
terminée. Ainsi les mâchoires de l'enfant, trop petites pour admettre les
molaires de tout genre que l'on rencontre chez l'adulte, ont été pour-
vues par cette magnifique prévoyance
de la nature des *molaires* les plus
utiles, des grosses, par conséquent.

Les quatre *molaires* de la mâchoire

inférieure sont à-peu-près semblables à celles de la mâchoire supérieure ; seulement elles sont un peu plus petites.

Les *racines* des dents de lait sont plus courtes et plus grêles que celles des dents de deuxième dentition ; mais croire que les dents de lait sont dé-pourvues de *racine*, c'est une erreur qu'il est à peine nécessaire de combattre et à laquelle a seule pu donner cours cette circonstance, que le plus souvent la racine est détruite à l'époque de la chute spontanée de ces dents, dans une partie plus ou moins grande de leur étendue.

Le frottement use les dents de lait avec une extrême promptitude : au moment de leur chute, ces dents ont toujours subi un certain nombre de modifications.

Suivant les constitutions et les maladies des enfants, les dents sont primordialement bonnes ou mauvaises, informes, très-grandes ou très-petites. Alphonse Leroy, dans son *Traité de Médecine maternelle*, va plus loin ; à ces mêmes causes il attribue les retards et les accidents de la dentition. « Elle est retardée, dit-il, si » l'enfant est faible et issu de parents » débiles, ou s'il a reçu une nour-

» riture insuffisante. » Il observe
également que certaines causes mor-
bifiques de la mère et de la nourrice
peuvent l'accélérer. Il en est de
même de la sensibilité des gencives ;
elle est plus grande chez ceux qui
sont sanguins, replets, nerveux, que
dans ceux qui sont débiles, pâles,
et dont les chairs paraissent molles
ou bouffies ; aussi voit-on les dents
des premiers sortir avec douleur,
tandis qu'elles sortent lentement et
sans trop de sensibilité chez les se-
conds. On peut remarquer, au surplus, que plus la dentition est tar-
dive, moins l'enfant parlera promp-

tement. Mais, du reste, les soins à apporter à cette époque regardent beaucoup plus le médecin que le dentiste.

DE LA CHUTE NATURELLE

DES DENTS DE LAIT

ET

DE LA DEUXIÈME DENTITION

OU DENTS PERMANENTES.

Assez ordinairement, entre six et sept ans, suivant que l'enfant est plus ou moins développé, arrive la chute des dents dites *de lait,* qui sont remplacées par les dents permanentes; mais il n'est pas rare, dans ce pays, d'en voir persister jusqu'à l'âge de huit ou neuf ans, et même plus tard.

Les dents tombent presque toujours dans l'ordre qu'elles mettent à paraître; d'abord, les *incisives* d'en-bas et d'en-haut, puis les *molaires* ou les *canines*; cependant, souvent ces dernières précèdent les *molaires* dans leur chute.

Il faut bien se garder de trop se hâter d'enlever les dents de lait aux enfants; on pourrait s'exposer à compromettre la seconde dentition; car les dents permanentes, trouvant pour sortir trop de place à de certains endroits, dévient de la position naturelle qu'elles auraient dû occuper; et, comme le dit M. Delabarre dans

son *Traité d'Odontologie* : « Si par ha-
» sard le germe d'une dent adulte ne
» se développe pas, alors la racine
» de la dent de lait ne se détruit pas;
» cette dent reste en rang avec celle
» de la deuxième dentition; ainsi il
» est dangereux d'ôter trop tôt une
» dent de lait, ou de l'ôter dans l'es-
» pérance qu'il en repoussera une
» autre; parce que si, ce qui est en-
» core assez commun, le germe de
» la dent qu'on attend vient à man-
» quer ou qu'il ne se développe pas,
» on expose l'enfant à être brèche-
» dent toute sa vie. »

J'ai observé moi-même, il y a très-peu de temps, ici, un cas de ce genre que je vais signaler. J'ai ôté, à M...., professeur au Collége royal, âgé de cinquante-deux ans, une *canine de lait*, qui ne laissait aucun doute sur sa nature pour un œil un peu exercé. Si donc, dans son enfance, on eût voulu lui arracher sa dent de lait, dans l'espérance de voir la dent permanente venir la remplacer, il eût été privé, pendant plus de quarante ans, d'une dent qui tenait très-passablement son rang, dont l'absence eût fait dévier les autres, et eût changé la belle régularité que sa mâchoire a conservée jusque-là.

Il faut donc toujours attendre qu'il y ait ébranlement de la dent pour en faire l'extraction, à moins toutefois qu'un vice de conformation ou un espace trop étroit, qui pourrait empêcher la sortie d'une autre dent que l'on verrait paraître, ne force à hâter sa chute naturelle. C'est alors au dentiste prudent à décider ce qu'il est convenable de faire. C'est ici le cas de parler de la légèreté avec laquelle quelques praticiens croient pouvoir enlever les dents malades faisant un peu souffrir l'enfant. Malheureusement, il arrive assez fréquemment, dans ce climat, que les *dents de lait* se gâtent vers l'âge de trois ou quatre ans, et même avant; de là, grande frayeur des parents, qui s'imaginent que leurs enfants se ressentiront, lors de la seconde dentition, de cette affection morbifique; ils arrivent inquiets chez le dentiste, demandant que l'on fasse promptement disparaître, par l'extraction, la cause de leur effroi; mais qu'ils se rassurent : la nature n'a pas voulu que cela pût influer en rien sur la seconde dentition, et il serait beaucoup plus dangereux d'extraire à trois ou quatre ans quelques dents gâtées, que de laisser se développer celles qui doivent les remplacer ; d'abord, pour qu'elles ne prennent pas une fausse direction, et que leur germe encore tendre et non développé ne soit point attaqué par l'extraction de la dent qui le précède. J'ai vu, lorsqu'on avait la patience d'attendre la marche régulière de la nature, des dents belles et saines poindre au milieu d'une petite *molaire*, par exemple, et montrer le commencement de leur couronne au milieu des parois gâtées de celles qu'elles venaient remplacer, sans qu'elles eussent reçu aucune atteinte de ce contact.

Toutefois, si l'enfant souffrait par

trop de ses dents gâtées, il serait bon d'y introduire quelque calmant pour tâcher d'arrêter la violence du mal, et il ne faudrait avoir recours à l'extraction que lorsque tous les autres moyens auraient été épuisés, et que les douleurs deviendraient insupportables.

Environ vers l'âge de onze à douze ans, la seconde dentition est terminée pour les vingt-huit dents permanentes : alors, la nature se repose pendant plusieurs années, et ce n'est que vers vingt ans qu'un nouveau travail s'opère pour la sortie des quatre dernières *molaires*, appelées *dents de sagesse*, qui viennent compléter le nombre de trente-deux que nous devons avoir ordinairement, bien que, parfois, et chez les femmes surtout, il n'en paraisse que vingt-huit ou trente seulement.

DES DIVERSES AFFECTIONS

DES DENTS.

Après avoir donné une idée suc-
cincte de la formation et de la nature
des dents dans leur état normal, je
vais parler, et c'est là surtout ce qu'il
importe aux gens du monde de connaître, des affections qu'elles éprouvent et des moyens qu'on peut employer pour les prévenir ou les ré-
primer.

On peut diviser en deux catégories
les affections que les dents peuvent
avoir à subir.

La première, qui se rattache aux maladies qu'elles éprouvent pendant leur formation , et aux influences qu'exercent ces maladies.

La deuxième, les maladies qui ne se manifestent qu'après l'apparition des dents.

Les germes dentaires, qui existent déjà peu de temps après la conception au nombre de cinquante-deux, se ressentent, comme je l'ai déjà dit, de la santé de la mère et des différentes maladies qu'elle peut éprouver pendant sa grossesse. On ne peut douter que lorsqu'une femme se trouve dans cette position, et qu'elle est atteinte d'une maladie grave, les germes des dents de son enfant n'en reçoivent une fâcheuse impression, qui, plus tard, se manifeste par une texture délicate ou difforme, et prédispose à la carie ou à toutes autres maladies de ces précieux organes. Il est encore un genre d'altération qu'on appelle *caries constitutionnelles*, qui se rencontre assez souvent chez les membres d'une même famille, et qui se transmet héréditairement des parents aux enfants. C'est ce qui se voit très-fréquemment dans ce pays.

Après avoir indiqué quelques unes des causes des maladies qui précèdent l'apparition des dents, je définirai les principales affections dont elles peuvent être atteintes après leur sortie, maladies qui sont :

L'*odontalgie* (ou mal de dents) ;

La *carie* (décomposition de l'émail et de la matière éburnée *) ;

L'*hypertrophie* (ou surabondance d'émail) ;

L'*atrophie* (absence partielle de l'émail) ;

La *nécrose* (mort de la dent) ;

---

* On appelle matière éburnée; la substance de la dent qui se trouve sous l'émail et qui se prolonge jusqu'au bout de la racine.

L'*érosion* (ulcération de l'émail);

Le *ramollissement* ;

L'*usure* ;

La *fracture* ;

La *périodontite* (consomption des racines) ;

L'*exostose* (gonflement de l'os) ;

L'*inflammation* de la pulpe dentaire et sa *fongosité* ;

Et les maladies relatives à leur connexion ;

L'*ébranlement* ;

La *luxation* ;

La *dénudation des racines.*

DE L'ODONTALGIE.

—

L'*Odontalgie* ou *mal de dents* est
une douleur aiguë, violente, insup-
portable, dont les causes les plus
fréquentes sont la carie, le brise-
ment, la fracture, la formation
d'abcès dans les cavités alvéolaires,
et enfin tout ce qui est susceptible
d'irriter les nerfs qui se distribuent
aux organes de la mastication. La
douleur odontalgique peut être res-
sentie dans une ou plusieurs dents

à-la-fois, sans que le malade sache à quelle dent la rapporter, bien qu'il n'y en ait qu'une d'affectée : cela tient à la disposition anatomique des nerfs dentaires.

La cinquième paire cérébrale fournit aux mâchoires supérieure et inférieure deux branches de nerfs qui, en les parcourant, fournissent des filets nerveux qui pénètrent dans les cavités dentaires et se ramifient dans la membrane qui les tapisse ; on peut donc facilement comprendre, d'après les rapports sympatiques qui résultent de cet arrangement, comment la douleur peut non-seulement se faire sentir dans les dents voisines, mais encore dans celles du côté opposé, et même de l'autre mâchoire.

L'irritation peut se propager aux diverses parties de la face, y déterminer de ces inflammations connues sous le nom de *fluxions*, et produire une tension et de l'enflure au visage; quelquefois la présence des racines dans les cavités alvéolaires produit une inflammation du *périoste maxillaire* *, détermine la formation d'ab-

* On appelle *périoste* une espèce de membrane très-mince qui tapisse l'intérieur des alvéoles, et recouvre toute la racine de la dent.

cès et la carie des mâchoires, et
quelquefois même, après l'extraction, on peut voir survenir l'inflammation de l'oreille, de l'œil, du
pharynx *, etc., complication résul-
tant des nombreuses analogies qui
existent entre tous les nerfs de la
face.

L'*odontalgie* étant déterminée par
diverses causes que je vais passer en
revue, j'indiquerai à chacune d'elles
le traitement que je crois convenable.

---

* Orifice supérieure du gosier et de *l'œsophage*.

DE LA CARIE.

La *carie*, désignation assez vicieuse, du reste, lorsqu'on entend par là toutes les altérations de la dent, peut se diviser en deux catégories : la *carie interne* et la *carie externe* ; la première comprend tout ce qui cause la destruction de l'émail et de la matière éburnée par la suppuration ou l'ulcération de son tissu. Lorsqu'elle se développe spontanément de l'intérieur à l'extérieur, elle a pour caractère d'envahir successivement un certain nombre de dents qui se correspondent à l'une et à l'autre mâchoire ; les premières grosses molaires , par exemple , en sont, dans ce climat , assez souvent attaquées ; d'autres fois se sont les petites (*bicuspidées*) qui commencent. Dans presque tous les cas , chez le même sujet, la carie attaque les mêmes points de la couronne et suit à-peu-près la même marche ; c'est pourquoi, lorsqu'une dent s'altère, il est toujours prudent de surveiller celle qui lui est parallèle.

En général, les femmes et les jeunes sujets sont plus exposés à la carie des dents que les personnes avancées en âge. La carie est endémique

dans les pays humides et marécageux, ou dans ceux, tels que le
nôtre, où les eaux crues et la boisson malsaine du cidre ont, depuis
des siècles, transmis dans les familles
leur pernicieuse influence.

La carie externe provient des différents corps mis en contact avec
les dents, et qui sont susceptibles
d'exercer sur ces organes une action
plus ou moins nuisible par leur température ou leurs propriétés chimi-
ques. Bien que les causes de cette
affection soient difficiles à reconnaître, on a remarqué que l'usage des
boissons très-chaudes, les brusques

transitions du chaud au froid, les eaux malsaines, les acides, les mauvais aliments trop irritants, un choc violent, agissant surtout sur une constitution débile, hâtent le développement et les progrès de la carie.

La carie, qui procède de l'intérieur à l'extérieur, s'annonce par un petit point jaune ou brun près de l'émail qu'il envahit peu-à-peu, en s'étendant vers la surface de la couronne ; le tissu de la dent se ramollit en cet endroit, réduit l'émail à ses couches les plus superficielles, jusqu'à ce que cette substance privée d'appui se rompe et mette à découvert la carie, dont les progrès deviennent d'autant plus rapides qu'elle se trouve exposée au contact de l'air, des humeurs de la bouche, des particules alimentaires qui s'y décomposent, et laissent voir au fond de l'excavation une matière molle, brune, d'une odeur fétide, que l'instrument peut facilement détacher, et qui concourt puissamment elle-même à la propagation du mal. C'est là ce qui rend le contact des dents cariées si dangereux pour celles qui les avoisinent. Quand la carie est parvenue à la cavité dentaire, le malade est ordinairement tourmenté de douleurs odontalgiques très-violentes, qui se reproduisent à des intervalles variables, causées par l'inflammation de la pulpe et du cordon dentaire qui enfle et se trouve trop à l'étroit dans le canal de la racine, jusqu'à ce que presque toute la matière éburnée soit détruite; l'émail ne se trouvant plus soutenu se brise et ne laisse que la racine, qui, presque toujours, ne cause plus de douleurs, jusqu'à ce qu'un travail d'expulsion, venant par la suite à se développer autour d'elle, par l'inflammation du périoste, en détermine la chute naturelle ou en nécessite l'extraction.

4.

Cependant, la carie procède quelquefois différemment ; pendant le travail de la dentition, les couches superficielles de l'ivoire peuvent seules souffrir, sans que celles qui les suivent soient en rien altérées ; dans ce cas, la carie s'arrête d'elle-même, et présente, à l'extérieur, une surface d'un brun foncé, d'une grande dureté, et peu impressionnable à l'action des corps extérieurs : c'est alors ce qu'on appelle *carie sèche* ou stationnaire, par opposition à la première, qu'on désigne sous le nom de *carie molle*.

La carie n'est point douloureuse

par elle-même : l'affection des nerfs seule cause la sensibilité. C'est ce dont on peut juger par les affreuses douleurs que l'on éprouve quelquefois, et qui cessent tout-à-coup pendant fort long-temps, et même pour toujours ; ou, comme diverses affections rhumatismales, se font sentir lors des variations de l'atmosphère.

Les dents de la mâchoire supérieure sont plus souvent affectées que celles de la mâchoire inférieure, surtout les quatre incisives qui, plus ordinairement, se décomposent sur les côtés latéraux ; il est plus rare de les voir s'attaquer à leur surface antérieure.

Du reste, la carie, chez les différents sujets, se présente sous des
formes et des couleurs variées. Celle
qui est d'une couleur jaune détruit
en général l'organe plus rapidement
que celle d'un brun noir, et la douleur n'est pas toujours une consé-
quence de la destruction de la dent,
qui se décompose assez souvent sans
que le sujet en soit averti autrement
que par le vide que l'on trouve et
l'odeur qu'elle porte ; mais bien que
les dents ne soient pas douloureuses,
elles peuvent être la cause de plusieurs affections, telles qu'ophtalmies
chroniques (maux d'yeux), d'otites

(maux d'oreilles), de céphalalgies (maux de tête), de fistules aux gencives, etc., affections qui ne cessent qu'après l'extraction de la dent malade.

Le savant M. Duval a cru devoir classer les caries en sept espèces et variétés différentes, qu'il désigne sous les noms de *calcaire*, *écorçante*, *perforante*, *carbonnée*, *diruptive*, *stationnaire*, et *carie simulant l'usure*. Bien que sa division me paraisse fort rationnelle, je ne le suivrai pas dans ces diverses classifications, qui deviennent peu utiles pour les personnes du monde, le traitement général de chacune d'elles étant à-peu-près le même.

La carie et les divers accidents qu'elle entraîne ne se manifestent, comme je l'ai déjà dit, que depuis l'enfance jusqu'à l'âge mûr ; vers la cinquantaine, les dents ne se carient plus ou très-peu. On a conseillé souvent de séparer toutes les dents pour les en préserver ; mais si la carie se manifeste dans les points des dents qui se touchent, l'observation prouve que souvent elle n'a pas lieu malgré la pression que les dents éprouvent entre elles, et qu'elle naît sans que le moindre contact l'ait provoquée.

Il faut seulement enlever ce qui peut être attaqué, et, pour cela, faire visiter fréquemment sa bouche, pour tâcher, s'il est possible, de prendre le mal au début. Mais je regarde comme inutile, lorsqu'on n'aperçoit aucune teinte bleuâtre ou qu'on ne ressent pas une douleur sourde, de séparer des dents bien serrées qui se donnent mutuellement de la force, pour prévenir un mal qui n'existe pas encore.

TRAITEMENT.

La douleur n'est pas toujours un indice suffisant pour déterminer l'extraction de la dent cariée, surtout lorsqu'elle est légère, bien que l'extraction soit, sans contredit, le remède le plus efficace. Mais, cependant, je n'y ai recours que lorsque tous les autres moyens ont été épuisés ; car le but de tout praticien consciencieux doit être, avant tout, la conservation. On fera donc bien, selon moi, avant de se résoudre à l'emploi de ce dernier moyen, d'essayer, comme traitement à la carie, si elle se trouve sur un des côtés latéraux de la dent, la séparation par la lime, le *cautère actuel* (fer rouge) ou le *cautère consécutif* (divers caustiques introduits avec du coton), qui, dans bien des cas, me réussissent et permettent d'obturer, c'est-à-dire de boucher, soit avec de l'or, du platine, du plomb fusible, de l'étain en feuille, la dent malade, et lui donne par là plusieurs années d'existence. J'indiquerai dans un autre chapitre l'énumération des divers caustiques qu'on peut employer avec quelques chances de succès.

DE L'HYPERTROPHIE.

L'*Hypertrophie* est la surabondance de l'émail, qui se déclare le plus communément à la surface interne de la couronne ; elle annonce une assez mauvaise qualité d'émail, et il n'y a rien à faire tant que celui-ci n'est pas attaqué.

DE L'ATROPHIE OU ÉROSION.

L'*Atrophie* ou *Érosion* est l'état opposé au précédent : c'est l'ulcération du tissu dentaire., qui diffère de la *carie* en ce qu'elle n'est point noire comme celle-ci, qu'elle marche plus lentement, et qu'elle s'étend plutôt en largeur qu'en profondeur ; elle attaque en général toutes les parties de la *couronne*. Cette affection se montre assez fréquemment à la face antérieure des incisives, sur lesquelles elle forme de petites excavations piquetées ou rongées, comme si un ver les eût faites : les premières dents sont moins exposées à l'*atrophie* que les secondes ou *permanentes ;* mais quand elles en sont atteintes, un plus grand nombre en sont affectées, ce qui tient à leur moins grande dureté. Lorsqu'on la rencontre près du bord tranchant des *incisives secondaires,* on en voit également à la surface triturante des *grosses molaires.* Quelquefois l'*atrophie* se borne à des taches d'un blanc de lait, ou d'un jaune plus ou moins foncé, qui restent stationnaires et que rien ne peut faire disparaître. On a remarqué que les racines des dents atrophiées offraient des sinuosités et qu'elles étaient, en général , noueuses et courtes.

Les causes de cette affection sont très - difficiles à déterminer , mais tiennent probablement à quelques maladies graves lors de la formation de la dent.

L'*atrophie* est ordinairement assez facile à combattre par l'application du *cautère actuel,* lorsqu'elle se déclare sur une des surfaces de la dent, ou par l'enlèvement avec la lime, lorsque ce sont les bords tranchants qui en sont affectés. Si la cavité est très-profonde, on traitera l'atrophie comme toute autre espèce de carie; on la remplira avec des feuilles d'or, de platine, d'étain, de plomb, ou quelque ciment, pour empêcher les aliments d'y venir séjourner.

Quand cette affection est causée par quelque grave maladie, ou chez les personnes d'un tempérament ou très-sanguin ou très-bilieux, dont les dents sont arrosées d'une salive visqueuse, on peut encore en retarder les progrès par une excessive propreté, en nettoyant tous les jours ces dents avec une brosse dont les crins sont doux, en mettant quelque teinture alcoolique dans une eau légèrement dégourdie, et en y faisant seulement appliquer assez souvent le cautère actuel.

DE LA NÉCROSE.

La *nécrose* est la gangrène des os ; les dents n'en sont pas très-souvent atteintes ; ce phénomène tient sans doute à la vitalité dont elles jouissent, qui leur est dévolue par la présence des nerfs dans leur cavité : aussi on les voit plus souvent se *carier* que se *nécroser*.

Cependant il n'est pas encore très-rare de voir la destruction du *périoste* (membrane qui entoure la dent dans les alvéoles) causer cette affection ; un coup, une chute , un corps dur interposé entre les dents pendant la mastication, en rompant les nerfs et les vaisseaux à leur entrée dans la racine, peut déterminer la mort de la dent.

On reconnaît cette affection au changement de couleur de celle-ci, qui devient d'un gris sale, et de plus, insensible et friable. Il n'y a pas grand inconvénient à la laisser subsister tant qu'elle n'est pas douloureuse, ce qui arrive assez fréquemment ; mais si elle gêne par trop, il faut alors l'extraire, seulement avec quelque précaution, vu son état de friabilité qui lui laisse très-peu de consistance et qui ne permet de l'obtenir très-souvent que par morceaux.

DU RAMOLLISSEMENT.

Le ramollissement tient à des causes accidentelles ou générales; accidentelles, lorsqu'il est produit par l'action d'une substance mise en contact avec les dents, telle que les acides; alors ce phénomène est simplement chimique; mais quand il provient d'une affection générale, il est morbifique.

Quant au traitement, si le ramollissement provient de l'usage fréquent des acides, il faut s'en abstenir. S'il est occasionné par quelque affection scrofuleuse, vénérienne ou scorbutique, on doit se soumettre à des traitements généraux ; s'il tient à la constitution débile du sujet, il faut faire usage de fortifiants et de toniques, pour réveiller la vitalité.

DE LA FRACTURE DES DENTS.

La *fracture des dents* est ordinairement produite par un coup, une chute, ou les efforts violents exercés sur des corps solides placés entre les arcades dentaires. Une dent cariée par l'affaiblissement de son tissu y est plus sujette qu'aucune autre. La fracture de la *couronne* est plus fréquente que celle de la *racine*, qui n'a ordinairement lieu sur cette dernière, que lors de l'extraction, surtout si la dent est ce qu'on appelle vulgairement *barrée;* c'est-à-dire si les racines

sont contournées en forme de cro-
chets et légèrement cintrées et se
touchant à leurs extrémités inférieures, en enveloppant entre elles une
portion de l'alvéole.

La fracture peut avoir une direction transversale, oblique ou longi-
tudinale, être partielle ou faite en
totalité. Des deux substances qui
composent la couronne (l'émail et la
substance éburnée), il arrive souvent
que la fracture ne s'effectue que sur
la première. Quand la seconde substance est atteinte, la dent ne tarde
pas à se découronner, et il ne reste
plus que la racine. Cependant, une

couronne fracturée peut reprendre de la consistance, chose qui avait été niée en raison de l'obstacle que l'air ambiant apporte à la formation du cal ; mais M. Duval, et surtout M. Oudet, dans des expériences très-intéressantes, faites par lui, sur des animaux vivants, et qu'il a communiquées en 1825 à la *Société Médicale d'Emulation*, ont démontré que les fractures de la couronne et des racines sont susceptibles de se consolider.

» Toutefois, dit M. Oudet, cette » consolidation ne s'opère pas, com- » me on l'a avancé, par un travail

» organique qui se développerait à
» l'extrémité des deux fragments,
» et en vertu duquel ils se réuni-
» raient l'un à l'autre ; car, d'une
» part, d'après la nature des sub-
» stances dentaires, un tel travail ne
» pourrait s'effectuer, et de l'autre,
» les expériences que j'ai pratiquées
» attestent que l'adhésion ne s'établit
» pas directement entre eux, mais
» qu'elle dépend uniquement des
» nouvelles couches d'ivoire fournies
» par la pulpe, lesquelles s'étendant
» le long des fragments, les unissent
» ainsi mécaniquement ; aussi est-il
» nécessaire, pour qu'elle ait lieu,

» qu'ils demeurent l'un et l'autre en
» contact avec la pulpe, et que cet
» organe n'ait pas éprouvé une trop
» grande altération. Il ne se fait donc
» pas de cicatrice dentaire; cela est
» si vrai que, lorsqu'il existe quel-
» que intervalle entre les deux por-
» tions divisées, la consolidation ne
» s'en opère pas moins, quoique la
» séparation primitive subsiste tou-
» jours. »

Quant au traitement à apporter en
cas de fractures, et lorsqu'elles ne
sont que partielles, il faut enlever
avec des pinces coupantes ou avec la
lime toutes les aspérités qui pour-

raient être ou disgracieuses, si elles se trouvaient sur les dents incisives ; ou blessantes pour la langue, si ce sont les molaires qui en sont atteintes.

DE L'USURE.

Cette affection de la dent est l'effet
de la mastication par l'effort récipro-
que des deux arcades dentaires. Elle
peut être partielle ou totale, et changer tout-à-fait le volume ou la forme
de la dent ; elle fait surtout des progrès très-rapides lorsque les dents de
la mâchoire supérieure, au lieu de
passer pardessus les dents inférieures, viennent se rencontrer au niveau
de celles-ci, et surtout si la bouche,
par suite de *carie* ou de tout autre

accident, se trouve privée des *grosses molaires*.

Il est des personnes qui, pendant leur sommeil, éprouvent une espèce de grincement qui détermine un grand frottement des dents entre elles; l'usure, chez elles, est beaucoup plus prompte que chez d'autres.

Le traitement est surbordonné aux causes qui ont déterminé l'usure; si elle est partielle, sur une ou deux dents, on peut y remédier avec la lime, en raccourcissant un peu les dents qui se trouvent en contact; si elle est produite par un grincement, on placera la nuit, entre les mâchoires, un morceau de linge, de liége ou tout autre corps tendre, pour éviter le frottement.

DE LA PÉRIODONTITE

ET

DE LA CONSOMPTION DES RACINES.

Cette maladie, assez fréquente du reste, se manifeste principalement chez les personnes de trente à quarante ans, d'un tempérament bilieux, sanguin, ou chez beaucoup de femmes, bien que plus jeunes, dont la santé se dérange après leurs couches. Les progrès n'en sont pas d'abord très-rapides, et ce n'est qu'après plusieurs années qu'on peut juger de ses pernicieux effets.

Plusieurs savants praticiens en ont fait des divisions dans lesquelles je n'entrerai pas dans un ouvrage aussi restreint, les résultats et le traitement des diverses affections ayant un grand rapport entre eux.

Cette maladie est aiguë ou chronique ; dans le premier cas, une douleur sourde, pulsative, se fait sentir, quoique la dent ne paraisse nullement attaquée ; la gencive se gonfle, devient d'un rouge lie de vin, et douloureuse au toucher. Quand l'inflammation n'est pas très-forte, la maladie se termine ordinairement par résolution, ou par une petite fistule

qui se montre sur la gencive renfer-
mant la dent affectée ; on peut, dans
ce cas, se borner à la combattre par
quelques émollients d'abord, que
l'on fait suivre de quelques toniques
légers.

Mais, quand elle devient chronique, elle est presque toujours entretenue par une cause interne ; il s'établit entre la gencive et la dent une
légère suppuration, désignée sous le
nom de *suppuration conjointe des gencives et des alvéoles.* En pressant le
matin les gencives, soit du bas en
haut, ou du haut en bas, suivant la
mâchoire atteinte de la maladie, on

en voit sortir une petite quantité de
matière blanchâtre ; elle est amenée
par la décomposition des substances
qui environnent les dents. Il est rare
qu'une seule dent en soit attaquée.
Cette affection fait de très-grands
progrès, et elle est très-difficile à
guérir si elle n'est prise à son début,
et souvent le plus prudent est d'extraire tout de suite la dent sur laquelle se manifeste le plus fort suin-
tement de la gencive. Quelquefois le
mal s'arrête de lui-même pendant
quelques années, pour reprendre
plus tard avec une énergie nouvelle.
Lorsqu'il est possible d'appliquer le

cautère actuel sur le siége de la maladie, il ne faut pas tarder un moment.
La périodontite est héréditaire, surtout des mères aux filles. L'habitation
des lieux bas et humides , l'accumulation du tartre, les traitements mer-
curiels , la répercussion des maladies de la peau, des hémorroïdes , de
quelques exutoires , tels que setons
ou cautères, les vices dartreux, syphi-
litiques ou scrofuleux , etc., etc.,
peuvent en être la cause. Dans bien
des cas , la guérison de cette terrible
maladie ne se termine que par la perte
de la dent , qui tombe souvent sans
être elle-même nullement altérée , et

alors, comme par enchantement, le mal s'arrête instantanément. Il faut donc la combattre aussi vîte que possible par une excessive propreté, par des boissons et des gargarismes émollients, d'abord, puis astringents ou toniques ensuite ; des bains de pieds très-chauds, légèrement sinapisés ; quelquefois les sangsues derrière les oreilles, ou sur le siége même de la maladie ; alors, au moins, par ces moyens, si l'on ne détruit pas tout-à-fait le mal, on en retarde de beaucoup les progrès.

DE L'EXOSTOSE.

Cette maladie ne se manifeste presque jamais que sur la racine ; il est presque impossible de la reconnaître avant l'extraction de la dent ; c'est une augmentation du volume de la racine ; elle est presque toujours le résultat de l'engorgement et de l'ossification du périoste dentaire, qui se déclare assez souvent, et se manifeste par une douleur sourde chez les personnes atteintes d'affections goutteuses ou rhumatismales ; on ne peut que soupçonner

cette maladie au gonflement de l'alvéole, et à la dent qui, quelquefois, devient plus longue que ses
voisines.

Il faut combattre par des émollients et des narcotiques, et, si la
douleur persiste, faire l'extraction
de la dent.

DU SPINOSA VENTOSA.

Cette maladie très-rare a beaucoup d'analogie avec la précédente. Elle n'en diffère que par la cavité qui se remarque dans la racine, qui est beaucoup plus forte, et qui, au lieu d'augmenter de volume par une plus grande quantité de substance éburnée, ne fait, pour ainsi dire, que se dilater, et en rend les parois très-minces.

Comme ce sont à-peu-près les mêmes symptômes, on suit le même traitement que pour l'exostose, lorsqu'on en soupçonne l'existence.

DE L'INFLAMMATION

DE LA PULPE DENTAIRE,

DE SA FONGOSITÉ

ET DE SON OSSIFICATION.

Cette affection est presque toujours la suite de la *carie* de la dent, surtout lorsque celle-ci approche de la cavité dentaire; elle fait éprouver une douleur très-aiguë, qui augmente, soit par la pression sur la dent qui lui est correspondante, soit par la présence de quelques corps étrangers; elle peut être occasionnée par le passage brusque du

7.

chaud au froid, par un choc, par la
décomposition dans une dent cariée
de quelque aliment qui y séjourne,
par une affection rhumatismale, ou
goutteuse et par la répercussion d'un
exanthème (éruption à la peau), la sup-
pression d'un *exutoire* (cautère, vé-
sicatoire, etc.) : la gencive devient
rouge, et si l'inflammation de la
pulpe est violente, elle donne lieu à
une fluxion. Il faut alors traiter cette
affection par des bains de pied, très-
chauds, sinapisés, des émollients,
des saignées locales, et la maladie
se termine ordinairement par résolution.

La pulpe, lorsque la carie l'a mise à découvert, forme, assez souvent, une sorte de végétation ou de fongosité, quelquefois dure et douloureuse, d'autres fois molle et indolente, qui se détruit assez souvent d'elle-même, ou dont on fait l'incision et la cautérisation. Lorsqu'elle résiste à ces divers moyens, il faut faire l'extraction de la dent.

Quelquefois encore, la pulpe s'ossifie dans le voisinage de la table qui ferme le canal de la dent; ce cas assez rare est heureux, en ce que presque toute sensibilité cesse. Il n'en est pas de même lorsque dans

la pulpe se forment de petits osse-
lets qui y restent suspendus, et qui
souvent l'enflamment et rendent la
dent très-douloureuse. On ne peut,
du reste, reconnaître cette dernière
affection que par la résistance qu'elle
oppose à tout traitement, et après
qu'on s'est vu forcé de faire l'extraction, bien que la dent présente une
saine apparence.

MALADIES DES DENTS

RELATIVES A LEURS CONNEXIONS.

———

Ces diverses affections peuvent être classées au nombre de trois : l'ébranlement, la mobilité, la luxation.

DE L'ÉBRANLEMENT.

L'ébranlement est toujours mo-
tivé par quelques causes externes :
un choc, un chute, une pièce artifi-
cielle mal mise ou ligaturée peuvent
le déterminer. Il en est de même du
tartre qu'on laisse accumuler sur les
dents. Encore lorsque la bouche se
trouve privée des grosses molaires,
qui doivent, lors de la mastication,
recevoir le choc des mâchoires, les
dents antérieures, beaucoup plus
faibles, le reçoivent à leur tour;
alors, les incisives inférieures se

rapprochent des supérieures, et les frappant plus fortement qu'elles ne doivent le faire, produisent, à la longue, l'inflammation de la membrane des racines et du cordon dentaire, et, par suite, l'ébranlement et la chute des dents. Il faut, dans ce dernier cas, rétablir les rapports primitifs des arcades dentaires, soit par des moignons artificiels sur les côtés, soit en exhaussant par quelques calottes métalliques les parties qui ont été détruites ; soit en limant les incisives inférieures, pour qu'elles ne viennent plus heurter les supérieures.

Si les gencives sont saines ou légèrement affectées, ces accidents sont peu graves et disparaissent dès qu'on en fait ainsi cesser la cause.

DE LA MOBILITÉ DES DENTS.

La mobilité des dents tient à des causes internes et diffère de l'ébranlement en ce que celui-ci est toujours produit par une cause mécanique. La mobilité, au contraire, survient par suite de quelques affections goutteuses, rhumatismales, scorbutiques, et quelquefois de peines morales de longue durée; à la suite de couches, chez les femmes, à leur temps critique, les gencives se tuméfient; prennent une couleur d'un rouge brun, et deviennent sensibles, après quoi l'irritation se propage dans les alvéoles. A la suite de cette affection, la dent, poussée en dehors, s'alonge et dépasse le niveau des autres. Dans les premiers temps, le mal s'arrête souvent à des intervalles plus ou moins prolongés, quelquefois même de plusieurs années ; mais le retour est à-peu-près certain. Alors, le gonflement devient plus fort, la dent saillit de plus en plus ; elle devient sensible, à son collet, aux impressions du chaud et du froid, s'entoure de limon et de tartre, et finit par tomber, si la gêne qu'elle cause n'en a pas déjà fait faire le sacrifice.

Il est rare que cette affection se déclare avant l'âge de trente ans ; elle a
beaucoup d'analogie avec la périodontite ou suppuration conjointe déjà
citée. Quelquefois l'inflammation est
moins grande : alors, l'expulsion de
la dent s'opère plus lentement.

Les secours de l'art sont presque
impuissants contre cette affection qui
entraîne toujours la perte d'un plus
ou moins grand nombre de dents.
Une grande propreté, les émollients
d'abord, les toniques ensuite, la précaution de ne laisser aucun tartre
s'accumuler au collet des dents, apportent quelque soulagement, mais

ce n'est qu'après la chute des dents que les gencives se cicatrisent et reprennent leur état primitif de santé.

DE LA LUXATION.

La luxation est le déplacement des dents déterminé par un effort quelconque qui change leur situation naturelle ; elle peut être simple, ou compliquée de contusion et de fracture des alvéoles. Une dent saine luxée et bien replacée reprend presque constamment sa solidité, si l'os maxillaire n'a point éprouvé de lésion trop considérable. Si, par erreur ou méprise, une bonne dent a été enlevée, on peut la remettre tout de suite dans son alvéole, en ayant soin de la maintenir ; elle y reprendra consistance, si l'on a la précaution de la garantir, pendant un certain temps, de tout choc extérieur, et en combattant par des émollients l'inflammation, si elle se déclare.

DU TARTRE.

Le *tartre* est une substance terreuse
produite par les concrétions salivaires, et dont le principal élément de
composition est le *phosphate de chaux*.
Il ressemble donc aux os par la nature
de sa base ; mais il en diffère par un
mucus qui en lie les parties. Rare
chez les enfants, on ne le voit guère
que chez les personnes qui ont passé
vingt ans : c'est surtout depuis cette
époque, jusqu'à la vieillesse, que les
dents se chargent de cette matière,
d'abord molle, gluante, à l'état de

limon, puis, qui ne tarde pas, lorsque par manque de soins on la laisse séjourner, à prendre une grande consistance. C'est, avec la carie, un des agents les plus destructeurs des dents. Il entoure ordinairement leur base, en remplit les interstices et pénètre jusqu'aux racines; il est produit par une sécrétion des gencives et par une espèce de dépôt de la salive et des autres fluides qui humectent la bouche. Les dents malades sont plus sujettes que les autres à s'en charger, surtout si, par suite de leur sensibilité, on a cessé de porter les aliments de leur côté et de les broyer pendant l'action de la mastication.

C'est surtout dans les pays humides et marécageux que les personnes d'une constitution délicate, pituitaire, dont la salive est abondante et visqueuse, en sont plus fortement atteintes. Lorsqu'on le laisse durcir et s'amasser en très-grande quantité, il finit par irriter les joues, les lèvres et même la langue, et détermine un écoulement purulent qui donne à l'haleine une odeur infecte; il produit alors une sécrétion plus abondante de salive, laquelle, étant portée dans l'estomac en trop grande quantité, occasionne de mauvaises digestions.

On parvient assez souvent à prévenir la formation du tartre par une grande propreté et en ne négligeant jamais les lotions dans la bouche, avec de l'eau légèrement aromatisée de liqueur spiritueuse, en faisant tous les matins, et même quand on le peut après ses repas, usage d'une brosse douce, imprégnée d'une préparation dentifrice bien faite. Mais si, malgré toutes ces précautions, le tartre s'amasse encore au collet des dents et à la naissance des gencives, il faut avoir recours, pour l'en-

lever, à un dentiste adroit qui saura
prendre toutes les précautions conve-
nables; car cette opération, qui de-
mande du soin, et qu'on ne doit jamais chercher à faire par l'emploi de
substances acides, qui, en détruisant
une partie du tartre, détruisent aussi
l'émail et le corps même de la dent;
cette opération, dis-je, peut être répétée aussi souvent que l'on veut,
sans le moindre inconvénient, lorsqu'elle est faite légèrement et avec
les instruments propres à cet usage,
par quelqu'un qui sait convenablement s'en servir.

DES MALADIES

DES MACHOIRES.

—

Les mâchoires peuvent être affectées d'abcès, d'ostéosarcome, de carie, de nécrose et de luxation.

Bien que les maladies qui attaquent les os maxillaires rentrent dans le domaine de la haute chirurgie, je ne crois pas inutile d'en donner un aperçu.

DES ABCÈS DES MACHOIRES.

L'abcès, ou *apostème*, est une tumeur formée par un amas d'humeurs corrompues, et qui se termine ordinairement par la suppuration. Les abcès qui se manifestent entre le bord alvéolaire et les gencives peuvent être rangés parmi les maladies de ces dernières, et j'en parlerai tout-à-l'heure; mais ceux qui se forment dans le sinus maxillaire doivent être réellement considérés comme abcès des mâchoires; ils sont déterminés par l'inflammation de la membrane qui

9

les tapisse ; cette inflammation peut être causée par un choc, un coup d'air, une mauvaise dent, etc. Il faut, en pareil cas, donner passage à la matière purulente, en arrachant, soit les petites molaires, soit la première grosse ; et, lorsque celle-ci ne communique pas avec le sinus, ou que l'ouverture est trop étroite, on perfore, pour achever l'opération, jusqu'à la cavité maxillaire. Il est bon alors d'y faire quelques injections émollientes, qui calment l'inflammation en hâtant l'écoulement des humeurs, diminuent bientôt l'enflure et les douleurs, et amènent la guérison.

DE L'OSTEOSARCOME.

L'*ostéosarcome* est une dégénéres-
cence cancéreuse du tissu osseux,
qui le ramollit comme de la chair,
et dont les causes sont ordinairement
inconnues.

Le tissu osseux devient d'un mou
lardacé. Cette désorganisation des
os est heureusement fort rare, mais
est très-dangereuse, puisqu'elle peut
donner la mort; il est très-impor-
tant, pour le dentiste, de la reconnaître, pour qu'il n'ait point à faire
dans la bouche des opérations qui

ne feraient qu'augmenter le mal , et donneraient à *l'ostéosarcome* plus de tendance à s'ulcérer. Il doit , aussitôt qu'il la soupçonne, envoyer le malade auprès d'un habile chirurgien.

DE LA CARIE DES MACHOIRES.

La carie des mâchoires attaque leur tissu osseux, en amène l'érosion, c'est-à-dire la décomposition partielle, comme si quelque liqueur acide eût rongé l'os; elle produit une suppuration sanieuse, qui altère principalement la substance spongieuse; elle peut être déterminée par le bris de l'os alvéolaire, à la suite de l'extraction d'une dent. Il faut, en pareil cas, débarrasser la plaie de toutes les esquilles qui peuvent être saisies, et elle finit, ordinairement, par se cicatriser.

9.

DE LA NÉCROSE DES MACHOIRES.

La nécrose est la mort ou la gangrène partielle des mâchoires ; elle est plus dangereuse que la carie, en ce qu'elle provient, ordinairement, d'affections scrofuleuses, ou, surtout, d'anciennes maladies vénériennes ; par l'effet de la suppuration, une partie des maxillaires se sépare, et cause, jusqu'à son expulsion, une violente inflammation, avec un écoulement infect et sanieux, par les bords alvéolaires. Indépendamment du traitement local, il faut alors se soumettre à un traitement général, qui regarde la haute chirurgie.

DE LA LUXATION

DE

LA MACHOIRE INFÉRIEURE.

La luxation de la mâchoire inférieure a lieu, chez quelques personnes, lorsqu'à la suite d'un grand
effort, d'un bâillement ou de l'introduction d'un corps trop gros dans la
bouche, les condiles abandonnent les
cavités glénoïdes, et glissent au-dessous de l'apophyse transverse du
temporal, en se portant en avant et

en haut de la fosse zygomatique. Dans cet état, la bouche reste ouverte, et la mâchoire inférieure ne peut plus être rapprochée de la supérieure.

Lorsqu'un relâchement des muscles élévateurs de la mâchoire inférieure (le masseter, le ptérigoïdien interne et le temporal) aura permis une première fois que cet inconvénient ait lieu, il faudra s'observer encore avec plus de soin, pour éviter que l'accident ne se renouvelle ; la distention produite une première fois prédisposant à une distention plus facile.

On réduit la luxation de la mâchoire inférieure en frappant sur la partie moyenne et inférieure avec la paume de la main, ou en introduisant dans la bouche les deux pouces, qu'il faut avoir le soin de garnir de linge, pour éviter d'être mordu par la contraction spontanée ; puis, par un mouvement de bascule fortement imprimé à l'extrémité postérieure de la mâchoire, on fait rentrer les condiles dans les cavités glénoïdes, la mâchoire inférieure étant fortement attirée par les muscles élévateurs.

Il faut, pendant un certain temps, peu fatiguer les mâchoires, en se nourrissant d'aliments faciles à broyer, et, pour empêcher les effets

du bâillement, on fixe sur le sommet
de la tête une espèce de bandage en
forme de mentonnière.

DES DIVERS ACCIDENTS

QUI PEUVENT RÉSULTER

DE LA SORTIE DES DENTS

DITES DE SAGESSE.

—

Il arrive assez fréquemment que, entre dix-huit et vingt-cinq ans, pour les cas ordinaires, la sortie des troisièmes grosses molaires, dites *dents de sagesse*, s'opère sans que l'on s'en aperçoive. Mais il n'en est pas toujours ainsi, et souvent elle occa-

sionne pendant un temps assez pro-
longé une gêne et des accidents plus
ou moins graves, qui dépendent de
la substance osseuse que les dents
ont à traverser. Les dents de sagesse
mettent quelquefois plus d'une année
à paraître entièrement ; alors il n'est
pas rare de voir survenir des fluxions,
une suppuration aux gencives, et
souvent le malade ne peut plus ouvrir
la bouche complétement. Alors il
éprouve un malaise général, il survient quelques accès de fièvre, et
divers symptômes d'otiles (maux
d'oreilles), de fréquents accès de
céphalalgie (maux de tête), de l'en-

gorgement aux *parotides* (glandes si-
tuées au-dessous des oreilles), aux
tonsilles ou *amygdales ;* quelquefois
même de la surdité du côté de la dent
qui perce; et l'on ne voit cesser ces
divers accidents qu'à l'éruption com-
plète de la dent.

La dent se présente quelquefois
dans différentes directions vicieuses
dont les principales peuvent être :
1° obliquement d'arrière en avant,
arrêtée dans sa sortie par la molaire
qui la précède : 2° de dehors en dedans, du côté de la langue, de manière à gêner les mouvements de cet
organe et à l'excorier; 3° de dedans

en dehors, de telle sorte que la couronne va pénétrer dans l'épaisseur de la joue; 4° quand elle pousse et reste enclavée en partie dans la base de l'apophyse coronoïde, et qu'elle reste recouverte à sa partie postérieure par un bourrelet de gencive.

M. le docteur Toirac, qui a fait un traité des divers accidents qui peuvent survenir à la sortie des dents de sagesse, cite, conjointement avec les observations qu'il a faites lui-même, celle de M. le docteur Fiard, que je crois devoir rapporter ici, pour éclairer les personnes qui pourraient se trouver dans le même cas.

M. le docteur Fiard fut pris, pendant ses études médicales, de maux de gorge qui durèrent près de dix-huit mois. Voici comment il s'exprime dans l'observation qu'il a lui-même tracée de sa maladie :

« Dans l'été de 1821, dit ce mé-
» decin, je fus atteint d'une légère
» douleur dans la gorge. En novem-
» bre même année, l'amygdale droite
» devint le noyau d'une inflammation
» violente : vingt-cinq sangsues au
» cou, des sinapismes, etc., la firent
» cesser. La gorge continua d'être
» douloureuse comme avant, elle le
» devint insensiblement davantage :

» la déglutition était fort difficile.
» Tous les moyens imaginables fu-
» rent vainement mis en usage, jus-
» qu'au commencement de 1823.
» Les médecins et les chirurgiens les
» plus distingués de notre école ne
» purent pas plus que moi en con-
» naître la cause, et m'apporter le
» moindre soulagement. Cinquante
» sangsues appliquées en deux fois,
» des cataplasmes répétés, des pédi-
» luves sinapisés, des boissons et des
» gargarismes opiacés, ne calmèrent
» en rien mon état. Je refusai un
» traitement antisyphilitique auquel
» un illustre chirurgien voulait me

» soumettre, aucun antécédent ne
» pouvant me faire craindre une
» cause de cette nature.

» Je ne cessais d'examiner le fond
» de ma bouche, d'explorer tous les
» jours le lieu où siégeait cette dou-
» leur; mes amis et moi n'y trouvions
» qu'un gonflement de l'amygdale
» droite. Toutes mes dents étaient
» parfaitement saines; jamais elles ne
» m'avaient fait souffrir; les gencives
» paraissaient dans une intégrité par-
» faite : en somme, on me conseilla
» de me faire exciser l'amygdale, et
» j'y étais presque décidé, lorsqu'en
» explorant avec attention l'arrière-

» bouche, je remarquai que la dent
» inférieure gauche, dite de sagesse,
» manquait; en pressant contre l'a-
» pophyse coronoïde, j'éprouvai une
» douleur sourde; j'avais peine à
» concevoir qu'elle pût être en rap-
» port avec l'amygdale droite, et en
» général avec tout le côté droit de
» la gorge. Cependant, sans avoir
» d'idée fixe, je soulevai avec un
» stylet la partie des chairs qui re-
» couvraient (sans présenter aucune
» altération de couleur) la partie
» postérieure de la deuxième mo-
» laire. J'y sentis un corps dur, et,
» surmontant la douleur que je me

» faisais éprouver moi-même par
» l'introduction de cette petite sonde,
» je devins certain qu'une large et
» très-grosse dent, parfaitement
» sortie de son alvéole, gisait très-
» profondément dans les chairs. On
» ne peut plus satisfait de ma dé-
» couverte, je ne doutai plus que
» cette affection de la gorge, qui me
» tourmentait depuis plus de dix-huit
» mois, ne fût de la nature de celles
» que la nouvelle école italienne ap-
» pelle maladies irritatives. Je saisis
»·un bistouri, et incisai largement
» la gencive, d'arrière en avant : le
» soulagement et la disparition des

» douleurs furent subits; mais les
» deux lambeaux s'enflammèrent et
» même végétèrent ; l'excision des
» chairs devint cependant indispen-
» sable : elle présenta d'assez gran-
» des difficultés ; il fallut cautériser
» plusieurs fois avec la pierre infer-
» nale * Enfin la dent, mise à dé-
» couvert, me montra l'inutilité des
» moyens précédemment conseillés
» ou employés, et la cause unique de
» mes longues souffrances. »

* Je crois que la cautérisation au fer rouge eût
offert de plus prompts résultats, sans être plus
douloureuse, les brûlures dans la bouche et sur
les gencives l'étant fort peu. (Note de l'auteur.)

Quant au traitement , en pareil cas, si les symptômes nerveux sont très-forts , on peut les diminuer et même les calmer tout-à-fait, en enlevant la portion de la gencive qui recouvre la dent; mais pour que l'incision réussisse, il faut qu'elle soit profonde et qu'on ait soin d'introduire entre les parties divisées un tampon de charpie , que l'on fait pénétrer , autant que possible, derrière la couronne de la dent. Bien que ce pansement soit quelquefois assez douloureux, surtout le premier jour, si on ne persiste pas , il arrive souvent que l'opération devient inutile. Il faut

ensuite, pour combattre l'inflammation, faire usage de gargarismes
émollients, tels que racine de guimauve et têtes de pavots, ou quelque
autre dont on trouvera la formule
plus loin; il faut aussi souvent mettre
ses pieds à l'eau très-chaude, légèrement sinapisée, et, dans le cas où la
bouche ne pourrait s'ouvrir que fai-
blement, on trouvera du soulagement
par l'application de sangsues derrière
les oreilles, et de cataplasmes sur la
joue, avec de la graine de lin imbibée
d'eau de pavots.

Dans quelques cas, bien que la
dent soit sortie, il n'en faut pas moins

faire l'extraction ; si sa présence gêne les mouvements de la mâchoire, si même on ne peut parvenir jusqu'à elle, et que les souffrances soient trop fortes, il ne faut pas hésiter à faire le sacrifice de celle qui précède, pour que la dernière vienne reprendre sa place.

DES

MALADIES DES GENCIVES.

—

Les gencives, comme toutes les autres parties de notre économie, sont sujettes à différentes affections; dans leur état naturel, elles doivent être d'un blanc rosé; lisses et unies dans l'enfance; festonnées dans l'âge adulte; dures et résistantes dans la vieillesse. Mais, depuis la plus tendre enfance, et pendant tout le reste de la vie, elles peuvent être atteintes par les maladies dont je vais citer les principales, qui sont : les *aphtes*, l'*inflammation*, l'*ulcération*, les *phlegmons* ou *parulies*, les *fongus* ou *épulies*, le *gonflement*, le *scorbut*, la *gangrène*, etc., etc. Je vais passer en revue ces affections.

LES APHTES.

Les *aphtes* sont de petits ulcères blancs, ronds et superficiels, qui se développent dans la bouche, et s'étendent quelquefois jusqu'aux voies aériennes et digestives; ils sont très-douloureux, et ressemblent à autant de petites brûlures; ils sont quelquefois si nombreux, qu'ils gênent beaucoup pour la mastication; ils sont produits par une surabondance de sang dans cette partie.

Chez les adultes, ils se présentent

sous la forme de petits tubercules
blanchâtres, gros comme des grains
de millet, transparents, opaques,
mais, cependant, quelquefois d'une
couleur jaune ou noirâtre ; chez
ceux-ci, ils occasionnent rarement
d'autres désordres que leur grande
sensibilité ; mais, chez les enfants,
leur apparition est beaucoup plus
grave ; elle se manifeste à l'endroit
où doivent paraître les dents ; de là
elle s'étend à la face interne des
joues, puis à la langue et au voile
du palais. Quand les pustules aph-
teuses se présentent sous la forme
de petits boutons blancs, discrets ou

séparés, s'ils ne sont point enflam-
més, ils ne tardent pas à jaunir, et,
vers le neuvième ou dixième jour,
se détachent par fragments, pour re-
paraître quelquefois sur une autre
partie de la bouche, pour tomber à
leur tour, après avoir suivi les mêmes
périodes. Telle est la marche la plus
douce de cette éruption ; mais il n'en
est pas toujours ainsi ; le mal, dans
certains cas, prend un caractère plus
grave, et donne à l'enfant de grandes
difficultés pour avaler et même pour
respirer. Les boutons deviennent tel-
lement nombreux, qu'ils ne forment
plus qu'une croûte, qui augmente

d'épaisseur, devient jaune ou brune ; il se forme une escharre, qui laisse apercevoir un ulcère d'où découle une sanie fétide, et qui peut quelquefois occasionner les plus graves accidents. En général, cette affection est beaucoup plus dangereuse chez les enfants que chez les adultes ; elle doit être traitée suivant les causes qui l'ont déterminée. Dans les aphtes discrets, c'est-à-dire dont les boutons sont séparés, un bon lait de sa nourrice est le meilleur remède pour un enfant ; chez les adultes, quelques gargarismes émollients, légèrement acidulés, des boissons douces, de légers purgatifs, en auront bientôt obtenu la guérison.

Mais si les aphtes sont confluents, c'est-à-dire si les boutons se touchent, on passera sur les parties malades un plumasseau trempé dans un mélange de borax en poudre, délayé avec du miel rosat, ou dans une liqueur aiguisée par les acides sulfurique ou hydrochlorique, et l'on fera boire de l'eau de chaux ou une décoction légère de quinquina, puis, l'on fera purger légèrement.

DES

PARULIES OU PHLEGMONS,

OU

ABCÈS DÈS GENCIVES.

———

Quelquefois, à la suite d'une forte inflammation des gencives, il survient sur celles-ci de petits *abcès* ou *phlegmons*, qui se terminent ordinairement par résolution ou suppuration; quelquefois ils prennent un caractère plus grave; ils peuvent être déterminés par quelques vices internes , tels que rhumatismes, dartres , la carie d'une dent ou quelque racine qu'on aura laissé s'y pourrir, par l'impression du froid ou du chaud, par l'accumulation du tartre , par quelqu'élixir mal fait, etc. , etc. Ils se montrent le plus fréquemment au-dessus des dents de devant de la mâchoire supérieure.

On commence à ressentir à la place où doit paraître l'abcès un sentiment de gêne et de tension douloureuse ; puis, elle gonfle et devient d'un rouge lie de vin ; puis, il se déclare une sensibilité qui augmente par les mou-

vements de la mâchoire. Le gonflement, quelquefois, s'étend jusqu'au
col et aux oreilles. Si elle n'est pas
entretenue par une cause permanente, telle qu'une mauvaise dent
ou une affection de l'os maxillaire,
après quelques jours, l'inflammation tend à diminuer, surtout si l'on
fait usage de gargarismes émollients
et d'infusions vulnéraires légèrement
spiritueuses.

Mais si la maladie paraît vouloir
se terminer par suppuration, l'inflammation devient plus violente; elle
augmente de volume et de sensibilité, et bientôt une collection de pus,

qui s'y est amassée, s'échappe ordinairement du sixième au dixième jour, le plus souvent dans l'intérieur de la bouche. Il ne faut pas, en pareil cas, se borner à l'emploi des remèdes locaux ; il faut attaquer le mal même dans sa source, soit par l'extraction d'une ou plusieurs dents malades, soit en faisant une large ouverture à l'abcès, pour qu'il ne puisse se refermer avant que les matières purulentes n'en soient sorties.

DU SCORBUT.

—

Je ne parlerai du *scorbut* que pour indiquer ses premiers symptômes qui paraissent aux gencives , cette maladie rentrant tout-à-fait dans le domaine de la médecine. Mais les gencives étant presque toujours les premiers organes attaqués, il n'est pas superflu d'en dire quelques mots. D'abord le malade y éprouve de la démangeaison ; elles se tuméfient, deviennent fongueuses, d'un rouge livide, d'une odeur fétide, et saignent à la moindre pression. Quelquefois, elles restent dans cet état ; mais, dans d'autres cas, le gonflement augmente, suit tout le pourtour de l'arcade dentaire ; les hémorrhagies deviennent plus fréquentes, les dents vacillent et finissent souvent par tomber.

S'il n'existe pas d'ulcération, on fera très-bien de faire usage de gargarismes acidulés avec le sulfate d'alumine et l'acide sulfurique ; mais il faut, en pareil cas, être très-prudent, pour faire l'extraction d'une dent malade, car il pourrait survenir une hémorrhagie difficile à arrêter.

Du reste, ce traitement local est tout-à-fait indépendant du traitement interne conseillé par le médecin qu'on doit consulter.

DU SCORBUT DES GENCIVES.

—

C'est une affection particulière aux gencives, et qui a quelque ressemblance avec l'affection qui précède; elle est cependant purement locale dans son principe, et incommode très-peu ceux qui en sont affectés; mais il faut bien se garder de la négliger, car elle peut avoir de funestes conséquences. D'abord, les gencives se gonflent dans les interstices des dents, deviennent molles et livides, et le sang s'en échappe au moindre attouchement; il s'y forme des fongosités qui s'excorient facilement; quelquefois elles se détruisent et laissent une partie des dents à découvert; il en sort une matière purulente de mauvaise odeur; alors, les dents vacillent et finissent par tomber. La maladie est quelquefois très-lente dans sa marche, persiste plusieurs années, cause peu ou point de douleurs, mais résiste à toute espèce de traitement.

Cette affection a ordinairement pour cause l'extrême malpropreté de la bouche et le peu de soins qu'on apporte pour y remédier; elle survient ordinairement chez les hommes de trente à quarante ans; chez les femmes mal réglées ou qui ont cessé de l'être ; chez les personnes d'un tempéramment lymphatique, pituiteux, qui ont eu quelques maladies cutanées, ou seulement par l'habitation de lieux humides ou mal-sains.

Il faut, pour guérir cette maladie, faire enlever tout le tartre ou le limon qui peut se trouver entre les dents et les gencives, qui sont souvent très-douloureuses, qui dépassent leur niveau naturel, et qu'il faut faire saigner et dégorger, par des frictions, une ou deux fois par jour,

avec une brosse douce, en se servant
d'une décoction émolliente ou nar-
cotique d'abord, en faisant usage des
remèdes généraux propres à combattre les affections scorbutiques; en
aromatisant son eau, légèrement dégourdie, avec quelques toniques bien
préparés, et en se servant en guise de
poudre, au moins trois fois par se-
maine, de tabac à priser, qu'on lais-
sera séjourner deux ou trois minutes
sur les dents et gencives, en prenant
la précaution de ne pas avaler la
salive, qui donnerait des maux de
cœur, mais qu'au contraire on doit
laisser couler et s'échapper conti-

nuellement ; car ce remède, qui répugne les premiers jours, cesse bientôt de paraître incommode, et est d'un très-puissant effet.

DE LA

GANGRÈNE SCORBUTIQUE,

ou

POURRITURE DES GENCIVES.

—

Cette maladie doit éveiller la sollicitude des parents, vu le caractère de gravité qu'elle peut quelquefois acquérir. Elle se manifeste bien plus souvent chez les enfants que chez les adultes ; elle est très-redoutable, et la perte des dents est le moins qu'il puisse arriver. Elle attaque principa-

lement les jeunes sujets qui habitent
des lieux humides dont l'air est vicié,
et qui n'ont qu'une mauvaise nourriture. Wan Swieten, célèbre médecin hollandais, auquel l'art de guérir
doit de précieuses découvertes, trace
un tableau hideux des cas qu'il a pu
observer dans son pays. « J'ai vu, »
dit Wan Swieten , « dans ces cas,
» dont je ne puis me ressouvenir sans
» horreur, à des enfants pauvres,
» parce qu'on avait négligé le mal
» dans son commencement, et qu'on
» l'avait traité par de mauvaises mé-
» thodes, que la gangrène des gen-
» cives ayant fait des progrès, avait

» non-seulement détruit les dents

» qui étaient déjà venues, mais elle

» avait encore corrompu dans les

» alvéoles les rudiments de celles qui

» devaient pousser, de façon que ces

» petits malheureux étaient destinés,

» dès le commencement de leur vie,

» à supporter les incommodités de

» la vieillesse, leur bouche ayant été

» démeublée. Mais ceci est encore

» bien peu de choses : après la cor-

» ruption des gencives, j'ai vu tomber

» toute la partie osseuse de la mâ-

» choire inférieure ; la langue cor-

» rodée, les lèvres, les joues, le

» menton entièrement rongés, jus-

» qu'à ce qu'enfin la mort vînt mettre
» fin à tant de maux. »

Il ne faut pas, cependant, s'ef-
frayer outre mesure, cette effroyable
maladie n'attaquant, heureusement,
comme je l'ai déjà dit, que les enfants
réunis en grand nombre dans un lieu
humide, rempli de miasmes putrides,
ou qui ont hérité de leurs parents de
vices scorbutiques ou scrophuleux,
et auxquels la misère empêche de
donner une nourriture convenable ;
mais si l'on voit aux enfants un visage
bouffi, un embonpoint molasse, les
gencives tendres, sanguinolentes, et
l'haleine fétide, faites tout ce qu'il

faut pour prévenir cette affreuse maladie. Une excessive propreté, des lotions calmantes, légèrement aromatisées, un traitement interne approprié, l'habitation d'un lieu sec et bien aéré, une nourriture succulente animale, de bons vins, suffiront presque toujours pour la prévenir et pour en triompher. Mais si le mal est une fois déclaré, il faut prendre les conseils d'un médecin expérimenté, et ne pas craindre d'y faire porter le cautère actuel (*fer rougi*) qui doit, en pareil cas, tenir le premier rang dans les moyens curatifs, comme dans la gangrène scorbutique.

DES FONGUS OU ÉPULIES.

On appelle *fongus* ou *épulies* des
espèces de végétations de la membrane qui tapisse le fond des cavités
alvéolaires, qui sont ordinairement
molles et fongueuses, et d'autres
fois dures et même cartilagineuses ;
elles font éprouver une légère douleur, et tendent à chasser les dents
sous lesquelles elles se trouvent.
Quelquefois elles se développent sans
causes connues ; dans d'autres cas
ces causes sont évidentes ; telles sont,
par exemple, l'abcès des gencives

(parulies), la carie d'une dent ou de ses racines, la carie ou la nécrose (mort) des alvéoles et du corps des mâchoires.

Assez souvent l'épulie est simple, sans ulcération des gencives, et se présente sous la forme d'une petite excroissance d'un rouge pâle, peu douloureuse, qui grossit progressivement, quelquefois même jusqu'à ébranler les dents près desquelles elle se trouve ; elle devient, parfois, dure et cartilagineuse. Si elle n'est adhérente à la gencive que par un simple pédicule, elle grossit sans altérer celle-ci, et elle est facile à détruire ; mais si elle tient par une base plus large, elle entoure les dents, pénètre dans leurs interstices, envahit quelquefois toute la cavité d'une dent cariée, et devient plus difficile à extraire. Elle ne doit pas être confondue avec l'inflammation des gencives produite par une diathèse (disposition naturelle) scrophuleuse ou scorbutique, ou par l'emploi du mercure ; car, dans ce cas, ce n'est point une excroissance qui se forme, mais bien une tuméfaction des gencives avec abcès, accompagnée de chaleur, et le plus souvent d'un gonflement considérable, qui cède

aux émollients et aux anti-phlogisti-
ques, tandis que les épulies ne cèdent
pas à pareil traitement. C'est une
affection peu grave quand elle n'est
pas entretenue par une cause interne;
l'extraction des dents trop cariées,
les ligatures de l'excroissance, l'excision, le cautère actuel, et, après,
quelques poudres astringentes et les
gargarismes détersifs sont les principaux moyens curatifs que l'on doit
employer dans ce cas.

Telles sont à-peu-près les principales maladies dont les dents et les
parties qui leur sont adhérentes
peuvent être affectées, et les divers

moyens thérapeutiques qu'on peut employer pour les combattre. Il est bon maintenant d'indiquer l'hygiène qu'il faut suivre pour les en préserver autant que possible.

✺

DES

PRINCIPALES CAUSES

QUI HATENT

LA DESTRUCTION DES DENTS;

DES

SOINS GÉNÉRAUX HYGIÉNIQUES

QU'IL FAUT EN PRENDRE TOUTE LA VIE,
AINSI QUE DES AUTRES PARTIES
DE LA BOUCHE.

Certes, s'il est un pays en France où l'on doit veiller à la conservation de ses dents, c'est, sans contredit, la Normandie. Plusieurs causes y

rendent les soins si nécessaires,
qu'ils ne doivent pas être négligés
un seul jour par ceux qui regardent,
avec raison, ces précieux ostéïdes
comme les plus utiles et les plus jolis ornements que la nature puisse
nous donner. On doit être surtout
étonné, d'après cela, du peu d'empressement que tant de personnes
mettent à combattre les diverses maladies des dents, quand on songe
à la rapidité de leur destruction,
lorsqu'on n'y apporte aucun frein
par un traitement approprié.

DES PRINCIPALES CAUSES

DE DESTRUCTION

QUI AFFECTENT LES DENTS

EN NORMANDIE.

Les principales causes de destruction, dans ce pays, sont :

1° Le climat humide et froid, et
les habitations en général peu aérées
dans lesquelles vit une bonne partie
de la population de Rouen, surtout ;

2° L'eau des fontaines, que, par

un préjugé fort ancien sans doute,
on préfère à celle du beau fleuve qui
traverse la ville. L'eau de Seine, bien
que moins claire, mais qu'il serait si
facile de ne boire que filtrée, est in-
contestablement préférable ; car ,
quelque limpides que puissent paraître les eaux de sources, les sels
dont elles s'imprégnent en traversant
différentes couches de terre ; leur
crudité, qui empêche les légumes
d'y bien cuire, et le savon de s'y
dissoudre ; la moins grande quantité
d'azote qu'elles contiennent, les rendent bien moins salubres que celles
de la rivière, qui coulent à un air

libre, sur un fond sablé *, et leur font déposer sur les dents une plus grande quantité de phosphate de chaux ;

3° Le cidre *(Pomaceum)*. Cette liqueur vineuse, pour ainsi dire particulière à la France, qui est la boisson habituelle des anciennes provinces de Normandie et de Picardie, lesquelles se trouvent dans ces contrées sur la limite où le vin finit et où la bière ne commence pas encore, est aussi préjudiciable aux dents; ce qu'il est

---

* Lire à ce sujet le rapport fait par M. Arago, à l'Académie des Sciences , dans la séance du 14 août 1837.

assez facile d'expliquer par les prin-
cipes qui le composent. Contenant
bien moins d'alcool et de sucre que
le vin, bien qu'un peu plus que la
bière, il a, comparativement aux
deux autres boissons, pour base une
plus grande proportion d'acide, qui
est un des grands agents de destruction des dents, tandis que la bière.
trouve dans le houblon qui entre
dans sa composition un principe amer
légèrement astringent qui leur est,
au contraire, favorable; c'est ce qui
explique pourquoi, dans des climats
plus froids que celui dont nous parlons, où l'on fait usage de cette der-

nière boisson , les dents sont meilleures , quand d'autres causes , comme
en Hollande ou dans la Frise , par
exemple , ne viennent pas aussi aider
à leur destruction. L'usage du vin est,
du reste, ce qui leur vaut le mieux ,
par la grande abondance de prin-
cipes alcooliques et sucrés qu'il ren-
ferme ;

4° Les fruits que l'on mange aussi
en Normandie, n'arrivant que rarement à un parfait état de maturité,
sont aussi nuisibles par les mêmes
causes d'acidité que j'ai examinées
tout-à-l'heure, ce qui ne laisse pas
que d'influer d'une manière très-

grave sur les précieux organes dont je m'occupe ; il semble même que les goûts de l'enfance les portent à aggraver le mal : combien ne voit-on pas de jeunes personnes préférer un fruit vert et acide à celui qu'elles pourraient manger sans danger. Il en reste cependant souvent une impression d'agacement désagréable, qui dans la jeunesse se passe assez vîte, mais qui, souvent répétée, a les plus pernicieux effets, en ramollissant le tissu de la dent, qui se gâte par conséquent avec bien plus de facilité.

Sous ce climat, encore, une des principales causes de destruction est

la transmission générique ; les maux
de gencives ou de dents deviennent
constitutionnels, c'est-à-dire qu'ils
passent souvent des parents aux enfants, et sont par conséquent bien
plus difficiles à guérir.

Mais c'est surtout le peu de soins
que bien des personnes apportent à
la simple propreté de leur bouche,
l'incurie, ou la faiblesse des parents,
qui ne savent pas user de toute leur
influence pour faire faire à-propos
quelques légères opérations à la bouche de leurs enfants, qui pourraient
empêcher plus tard une rapide destruction ; le peu de scrupule des chefs

de famille et des chefs d'institution dans le choix des dentistes auxquels ils s'adressent ; quelquefois, aussi, il faut bien le dire, par une parcimonie coupable ; encore par le peu de persévérance dans les soins qu'on apporte, car beaucoup de personnes voudraient un résultat instantané, et négligent d'autres dents quand le succès n'a pas couronné les soins que l'on a donné à une première. Certes, il y a malheureusement trop de cas où la véritable science échoue contre la destruction ; mais est-ce donc une raison pour ne pas redoubler d'efforts, afin de profiter de toutes les chances qui peuvent encore rester pour la combattre, et ne voit-on pas, souvent chez la même personne, réussir à sauver une dent, quand on a été moins heureux pour une autre. Malheureusement, où la science finit l'empirisme commence; et le découragement des vrais soins naît des nombreuses déceptions qui ont été données par le charlatanisme, hélas! trop commun dans notre art. Mais aussi ne dirait-on pas que le public prend plaisir à être dupé, et ne le voit-on pas, pendant les premiers temps, se porter avec empressement, tantôt chez un pédicure qui a trouvé pour les dents une eau merveilleuse, chez un autre qui vous cautérise·les dents à la vapeur, sans vous faire éprouver aucun mal, ou chez celui qui vous remet les dents à neuf, avec un célèbre ciment dentaire, ou qui vous coupe dans l'oreille un des rameaux de la cinquième paire du nerf maxillaire : tout cela pour vous guérir d'une carie; comme si les Duval, les Gariot, les Delabarre, les Lemaire, les Pernet, les Oudet, etc., etc., enfin les *primi inter pares*, avaient jamais eu recours à de pareilles niaiseries !

Voilà quelles sont à-peu-près les

principales causes qui, dans ce pays, hâtent la chute de ces précieux or-ganes, dont on ne connaît toute l'importance que lorsqu'on en est privé, soit sur le devant de la bouche, en laissant ces hideux vides qui vous vieillissent et vous défigurent; soit sur les côtés, en vous privant de ces mortiers masticateurs, dont l'absence ne tarde pas à apporter un désordre notable à l'estomac et vous oblige à toutes sortes de privations.

DES OPÉRATIONS

LES PLUS FRÉQUENTES QUI PEUVENT ÊTRE FAITES

DANS LA BOUCHE

ET

AUX DENTS.

———

Ces opérations peuvent être consi-
dérées sous divers points de vue ; les
unes dans l'enfance, pour faciliter
la sortie et l'arrangement des dents ;
les autres plus tard, pour réparer leur
beauté, et d'autres enfin pour remédier aux diverses lésions qu'elles peu-

vent avoir eu à souffrir, et qu'il est si précieux de savoir réparer à temps.

L'opération relative à la première dentition, dans le cas, très-rare du reste, où la nature ne se suffit pas à elle-même, est la section des gencives pour faciliter la sortie des dents. Si l'enfant est souffrant, fiévreux, atteint de convulsions, et qu'il soit évident que la présence d'une ou plusieurs dents, qui ne peuvent traverser le tissu membraneux de la gencive, en soit la cause, il faut exciser la gencive; mais au lieu de faire une simple séparation, on fera bien d'enlever la portion de la gencive qui recouvre la dent, pour donner un libre passage à celle-ci, et ordinairement les accidents ne tardent pas à se calmer; au surplus, c'est presque toujours en pareil cas le médecin que l'on consulte.

Ordinairement les dents de la première dentition se placent bien; mais, dans le cas contraire, il est inutile de chercher à corriger une défectuosité qui n'est que passagère, car alors on pourrait nuire à la seconde dentition. Mais il n'en est pas de même pour les dents permanentes, c'est-à-dire qui doivent rester; souvent elles se présentent derrière ou devant celles qui doivent tomber ; il faut alors se hâter d'extraire celles-ci, soit seulement la dent qui est correspondante, soit plusieurs dents voisines, en calculant toutefois l'élargissement qui doit s'opérer sur l'arcade dentaire.

Si même les dents secondaires tendent à se placer d'une manière défectueuse, par le peu d'espace qu'elles peuvent trouver dans l'arcade alvéolaire, il faut se décider au sacrifice d'une ou plusieurs de celles-ci, en ayant soin de conserver celles qui doivent se trouver le plus en évidence.

Quant aux opérations réparatrices,

les principales sont : la destruction par la lime de tout ce qui peut avoir été attaqué par la maladie ; la cautérisation, tant actuelle (fer rouge) que consécutive (diverses substances corrosives), et l'obturation, vulgairement appelée *plombage*, qui est une définition vicieuse, puisque l'on peut se servir pour cette opération, soit d'or, de platine, d'argent, d'étain, de plomb, tant en feuilles que fusible, ou d'un ciment quelconque, l'essentiel étant que la cavité soit bien bouchée.

Je vais passer ces diverses opérations en revue.

DU LIMAGE.

L'emploi de la lime est très-souvent nécessaire, et, dans aucun cas,
bien que chez quelques personnes il
existe un préjugé contraire, il ne peut
nuire. Une dent sur laquelle on a fait
l'ablation des portions cariées peut
durer autant que celles qui n'auraient jamais été attaquées, surtout
si l'on a opéré au début de la maladie. Il est également bon d'égaliser
ou de séparer une dent, dont la dis-
proportion nuit à l'exact emboîtement
des mâchoires, ou de faire disparaî-

15

tre des aspérités produites par la fracture ou la carie d'une dent, et qui,
par cette disposition vicieuse, peuvent blesser ou la langue ou les joues.
Lorsqu'une dent est très-légèrement
atteinte sur les faces latérales, il faut
enlever complétement la carie, et l'on
assainit ainsi la dent, sans qu'elle
devienne pour cela disgracieuse ; mais
si elle est un plus profondément attaquée, comme alors on serait obligé
d'enlever avec la lime, à-la-fois le
bon et le mauvais, il faut, après
avoir fait une séparation suffisante,
se servir de burins très-fins, et faits
de façon à pouvoir entrer dans toutes

les petites cavités, puis les récurer pour n'y rien laisser de décomposé; on évite, par là, de faire de ces séparations qui deviennent si disgracieuses, et l'on atteint le même but de conservation, en continuant les soins par la cautérisation et l'obturation (plombage), s'il y a lieu.

Dans quelques cas, les incisives et les canines déchaussées et chancelantes dépassent le niveau des autres dents; elles sont ordinairement amenées à cet état par la malpropreté, le limon ou le tartre qu'on y laisse accumuler; aucun tonique ne saurait les raffermir. Il est bon alors,

après les avoir nettoyées, de limer
ces sortes de dents, parce qu'étant
plus courtes, elles deviennent moins
faciles à être ébranlées par la mâchoire opposée, et finissent ordinairement par reprendre quelque consistance, quand l'ébranlement n'est
pas trop prononcé.

De tout temps il s'est trouvé des
personnes qui ont blâmé l'usage de la
lime comme moyen d'arrêter les progrès d'une carie, prétendant que les
dents étaient plus susceptibles de se
carier, par la privation de quelque
peu de leur émail : c'est une erreur
qu'il est bon de combattre, et qu'a-

vec un peu d'observation on reconnaît bientôt ; car il est beaucoup de personnes qui peuvent montrer des dents limées depuis plus de vingt ans, et qui n'ont dû cette durée qu'à l'opération dont nous parlons faite à-propos. D'ailleurs ne sait-on pas que des peuplades entières se soumettent à cette opération, soit dans un but de coquetterie, soit pour se donner un aspect plus terrible en faisant tailler leurs dents en pointes, et cela sans nuire nullement à leurs dents, qu'elles conservent jusqu'à un âge fort avancé.

Bien que ce ne soit que vers l'âge

de treize à quatorze ans qu'il faille
ordinairement se permettre de porter
la lime sur les dents de seconde dentition, si un indice certain se présente
auparavant, il ne faut tenir aucun
compte de l'âge de l'individu, et se
hâter de faire la séparation pour prévenir tout contact.

DE LA CAUTÉRISATION.

La *cautérisation*, une des plus salutaires opérations que l'on puisse faire,
peut être appliquée dans des circonstances assez nombreuses, soit pour
détruire le nerf dentaire devenu douloureux, soit pour dessécher une carie plus ou moins profonde.

Le fer rouge (appelé *cautère actuel*)
et les caustiques *(cautères consécutifs)*
sont les deux modes de cautérisation
auxquels les dentistes ont recours.
Le *cautère actuel* a été reconnu par

tous les praticiens vraiment expéri-
mentés comme étant celui qui réussit
le plus souvent, bien qu'il ne soit
pas toujours suffisant, et qu'il augmente quelquefois momentanément
la douleur chez quelques personnes
nerveuses ; mais ses bons effets se
font si souvent reconnaître, que j'ai
la conviction intime qu'une bonne
partie des dents que l'on arrache
pourraient être sauvées, si l'on se
soumettait à temps à cette opération, que l'on redoute beaucoup plus
qu'elle n'en vaut la peine ; car, au début d'une carie, par exemple, elle est
à-peu-près inoffensive.

Quant à l'autre mode, appelé *cauté-risation consécutive*, comme quelques personnes ne peuvent supporter l'idée d'un fer incandescent sur leurs dents, il faut alors y avoir recours, et faire l'application de divers caustiques, tels que nitrate d'argent, potasse caustique, ou les acides sulfurique, nitrique, etc., que l'on introduit avec du coton gros comme la tête d'une épingle dans la dent malade et que l'on recouvre d'un autre mor-ceau de coton ou d'un peu de cire quand la cavité le permet. Il faut prendre toutes ses précautions pour qu'il ne puisse s'en répandre sur les dents voisines ou sur la langue et les gencives, autrement la personne pourrait s'en trouver incommodée.

Quelquefois même on obtient des effets assez bons avec des substances moins violentes, mais qui agissent comme escharrotiques, telles que la myrrhe, l'opium, l'éther, les essences de canelle, de girofle, de menthe, la créosote, le Paraguay-Roux, etc., etc.; ces substances, si elles ne sont point assez fortes pour détruire le nerf, l'engourdissent, et font assez souvent disparaître momentanément la douleur. Au surplus, si ces divers remèdes ne réussissent pas, il n'en peut résulter aucun inconvénient, et rien ne s'oppose à ce qu'on en fasse l'essai.

Une substance préconisée par plusieurs dentistes, et que l'on pourra essayer avec quelque avantage, c'est une solution, dans l'alcool à quarante-deux degrés, de résine de benjoin ; on imbibera un peu de coton de ce mélange, que l'on enfermera dans la cavité de la carie, en tamponnant assez fortement. Deux ou trois applications suffisent ordinairement pour dessécher la pulpe dentaire, et la substance se durcissant en quelques heures dans la dent, obture complétement la cavité de la carie, et permet d'attendre une obturation plus solide.

DU PLOMBAGE

OU, POUR MIEUX DIRE,

DE L'OBTURATION.

L'obturation est le complément de tout traitement que l'on a fait subir à une dent cariée, si, toutefois, la cavité offre assez de profondeur pour y tenir une substance quelconque.

Les métaux, à l'état de feuilles, tels que l'or, le platine, l'argent et l'étain, sont le plus ordinairement employés comme moyen d'obturation dentaire; quant au plomb, on y a à-peu-près renoncé comme s'oxidant trop facilement; mais il y a un métal, ou plutôt un alliage, imaginé par Darcet et perfectionné par Regnard, dont on fait un fréquent usage, à cause de sa fusibilité à une température peu élevée; c'est un mélange de bismuth, d'étain et de plomb, auquel Regnard a eu l'idée d'ajouter une légère proportion de mercure qui le rend encore plus fusible. Diverses autres substances sont encore employées, telles que la pâte d'argent qui peut être appliquée sans une trop grande pression dans une cavité dentaire, et qui s'y durcit en peu de temps; mais cette composition a l'inconvénient de noircir quelquefois la dent. On se sert encore de quelques ciments. De tous les ingrédients obturateurs, l'or, par sa malléabilité et sa propriété d'être inoxidable, est, sans contredit, le meilleur; mais, comme pour de certaines dents très-creuses il reviendrait fort cher, on y supplée d'une manière fort satisfaisante par le métal de Darcet, soit même seulement avec de l'étain bien préparé; au surplus, c'est à l'homme expérimenté à juger, d'après la disposition de la carie et le degré de la sensibilité de la dent, de la substance qu'il doit employer pour en faire l'obturation. Le grand point, c'est qu'une dent n'ait pas de cavité où les aliments viennent se corrompre, et redonner une nouvelle activité à une carie, qui, traitée à propos, et privée de tout contact avec l'air extérieur, laisserait subsister un organe dont il ne faut jamais faire le sacrifice qu'à la dernière extrémité.

Voilà quelles sont les principales opérations qui peuvent être faites pour la conservation de ces précieux organes. Je vais maintenant parler du redressement des dents mal rangées, après la deuxième dentition.

DU REDRESSEMENT DES DENTS.

Lorsque les dents, en sortant du bord alvéolaire, se sont inclinées, soit en-dedans, soit en-dehors, et ne trouvent pas assez de place pour se ranger convenablement, il faut avoir recours à différents agents mécaniques, qui, dans bien des cas, peuvent faire obtenir un plein succès, et qui dépendent beaucoup de celui qui les emploie; comme l'action en est lente, il faut qu'elle soit soutenue et n'occasionne pas de douleur. Quelquefois on peut se contenter

16.

d'une simple ligature, qui, renouvelée fréquemment, dispense de tout autre appareil. Mais, le plus souvent, c'est au moyen de plans inclinés, que l'on modifie suivant les progrès, que l'on obtient les succès les plus prompts. Ces sortes d'opérations sont, comme je viens de le dire, lentes, et échouent quelquefois; et c'est le plus souvent par la négligence des parents, qui se déterminent bien à entreprendre ce qui est nécessaire, mais qui ne mettent pas de persévérance ni d'assiduité dans leurs rapports avec le dentiste, et cèdent souvent aux plaintes des enfants, qui ne voient pas toujours avec plaisir dans leur bouche un appareil quelque peu gênant, et qui n'a rien de très-agréable à l'œil, oubliant que quelques mois de gêne ne sont rien quand il s'agit de corriger une difformité qui doit durer toute la vie. On a conseillé quelquefois de luxer la dent, mais, outre que cette opération ne laisse pas que d'être douloureuse, elle n'est pas sans inconvénient, puisque l'on peut s'exposer à déchirer les gencives, à fracturer l'alvéole, et même la dent ; il ne faut donc s'y déterminer qu'avec la plus grande prudence, et

lorsqu'il y a impossibilité d'avoir recours à des moyens plus doux. Du
reste, il ne faut pas perdre de vue
qu'on peut remédier seulement à
un défaut de configuration de l'arcade dentaire, mais non pas à un
défaut de conformation de la mâchoire.

DU REMPLACEMENT

ou

DE LA PROTHÈSE DENTAIRE.

L'art de poser des dents artificielles remonte à la plus haute antiquité : les Grecs et les Romains, même les Égyptiens, en avaient connaissance. Malheureusement, leurs procédés mécaniques sur cette partie comme sur bien d'autres ne sont pas venus jusqu'à nous, et les modernes ont été obligés de retrouver de nouveaux moyens, qui, sans nul doute, sont plus répandus et sont portés à un

plus haut degré de perfection qu'ils
ne l'ont jamais été, et qui, probablement, se perfectionneront encore.
Mais, dans l'état actuel de la science,
lorsque les dents artificielles sont pla-
cées comme elles doivent l'être, elles
offrent à-peu-près tous les avantages
des dents naturelles, tant pour le
coup-d'œil que pour la prononcia-
tion, et même la mastication. Seulement, il est bien essentiel que les
moyens employés pour les fixer ne
portent point préjudice aux dents
restantes, et c'est pour cela qu'il est
si essentiel de n'avoir affaire pour ce
travail qu'à un habile et conscien-

cieux praticien, qui ne cherchera pas, au moyen de ligatures, à éluder une difficulté en donnant momentanément une solidité apparente que l'on n'obtient de la sorte qu'en portant préjudice aux organes sur lesquelles elles sont faites.

L'extraction ou la chute naturelle d'une partie ou de la totalité des dents laisse des vides qui, en changeant la forme des mâchoires, impriment prématurément à la face les rides de la vieillesse, rendent la parole plus difficile, et fait souvent souffrir l'estomac, qui reçoit les aliments plus mal broyés. Il a donc fallu chercher

les moyens de parer à ces divers in-
convénients.

Lorsqu'une ou plusieurs dents des
six antérieures de la mâchoire crâ-
nienne viennent à se décomposer, et
que l'on n'a pas attendu trop tard
pour que les racines ne le soient
point encore, on peut, au moyen de
la perforation, y adapter ce qu'on
appelle des dents à pivots, qui sont
toujours les plus faciles à dissimuler; aussi, faut-il bien se garder
d'ôter ces racines, à moins qu'une
vive inflammation permanente n'en
fasse une nécessité. Mais enfin, si la
racine ne peut être conservée, on a

recours alors à ce qu'on appelle une pièce, soit d'une ou plusieurs dents, soit se touchant ou séparées. C'est à l'artiste à dissimuler autant que possible les moyens qu'il emploie, et auxquels bien plus de personnes auraient recours s'ils étaient toujours judicieusement calculés.

Lorsque, par maladie ou par toute autre cause, on a perdu les dents, soit de l'une des mâchoires, soit de toutes deux, on a coutume de les remplacer par des pièces appelées dentiers ou rateliers partiels ou complets, qui se font avec les mêmes matières que les pièces de moindre

dimension, et qui sont 1° l'hyppopo-
tame sculpté ; 2° les dents naturelles montées dessus ; 3° les dents
naturelles montées sur cuvettes métalliques, soit en or ou platine ; et
4° les dents dites incorruptibles, en
pâte minérale, soudées à des cuvettes également en or ou platine,
Ces dernières, plus solides, résistent
bien plus à la décomposition de la
salive, mais on ne peut se dissimuler
que la véritable imitation de la nature ne s'obtient qu'avec les dents
naturelles. C'est au dentiste à décider ce qui convient le mieux dans
les différents cas,

DES MÉDICAMENTS.

—

On sait que l'on donne le nom de médicaments à toute substance qui a la propriété de modifier l'état de notre organisation , soit en prévenant les maladies , soit en atténuant leurs effets , soit en obtenant leur gué- rison. Il y en a d'internes et d'ex- ternes. J'indiquerai quelques uns de ceux qui peuvent être mis en ap- plication dans la branche de traite- ment dont je m'occupe aujourd'hui, pour que l'on puisse, en attendant les conseils directs, obtenir des indications sur ceux dont on se sert le plus ordinairement dans la chirurgie dentaire. Ce sont en général les émollients, les sédatifs, les détersifs, les toniques, les anti-scorbutiques, les sialagogues, les escharotiques, et quelques composés pharmaceutiques, pour nettoyer et assainir la bouche. Il est à propos, pour bien du monde, en suivant l'ordre de ces indications, de nommer ces différentes substances, et les effets qu'on doit en obtenir.

DES ÉMOLLIENTS.

Les émollients sont des remèdes dont la propriété est de relâcher et de ramollir les parties trop tendues par l'inflammation.

Substances émollientes les plus usitées.

La racine de guimauve,
La graine de lin,
Les feuilles et fleurs de mauve,
    —   guimauve,
Feuille de bouillon blanc,
   —   pariétaire,
Les fleurs de violette,

17.

Les fleurs de tussilage,

—   coquelicot,

La gomme arabique,

—   adragante, etc.

On emploie ces différents émollients
en infusion, c'est-à-dire en jetant
seulement dessus de l'eau bouillante;
ou en décoction, c'est-à-dire en les
laissant bouillir plus ou moins long-
temps.

Voici une infusion émolliente assez
usitée et propre à être prise en
boisson.

Fleurs de mauve.... ⎰ de chaque
—   violette... ⎱ une bonne
—   coquelicot. ⎰ pincée;

Dans un litre d'eau.

Jetez ces fleurs dans l'eau bouillante, retirez du feu, édulcorez avec du sirop de guimauve ; faire boire tiède.

Décoction émolliente.

Feuilles de mauve. . . . . . . \
— bouillon blanc \} de chaque une bonne pincée ;

Graine de lin : un dé ;
Une tête de pavot.

Faire bouillir le tout dans un litre d'eau, et s'en servir tiède pour faire des lotions dans la bouche, l'y laisser plusieurs minutes lorsqu'il y a de l'inflammation, et ne pas avaler.

Autre.

Figues grasses ......⎰ trois de
Pommes de reinette..⎱ chaque;

Racine de guimauve , quelques brins;

Une tête de pavot.

Faire bouillir le tout une demi-heure dans un demi-litre de lait; employer comme ci-dessus.

Cataplasme émollient.

Farine de graine de lin.⎧ part égale
— d'orge........⎨ de
⎩ chaque;

Racine de guimauve effilée, quantité suffisante ;

Jetez l'eau bouillante sur la racine de guimauve, délayez le tout avec de la farine, et appliquez dans un linge sur la partie malade.

DES SÉDATIFS.

Les sédatifs sont des médicaments qui ont la propriété de calmer la douleur en agissant immédiatement sur le système nerveux; ils se divisent en anodins et en narcotiques.

Les anodins, qui possèdent un arôme légèrement sédatif, modifient la sensibilité nerveuse, et peuvent être mêlés aux émollients : en général, on appelle *anodine* toute substance propre à calmer la douleur.

Voici quelques uns des anodins simples et composés :

(203)

Anodins simples.

Les fleurs de violette,
      —   de bouillon-blanc,
      —   de mélilot,
      —   de safran,
Le camphre, etc.

Anodins composés.

L'onguent Populeum,
Les gouttes d'Hoffmann,
L'extrait de Saturne, etc.

Des Narcotiques.

Les narcotiques agissent encore
avec plus de puissance sur le système

nerveux, dont ils paralysent même l'action ; à certaines doses ils produisent le sommeil.

Narcotiques simples.

L'opium,

Les têtes de pavots,

La jusquiame,

La morelle,

La belladone,

La ciguë,

La laitue vireuse.

Narcotiques composés.

Le laudanum,

Le baume tranquille,

La thériaque',

La teinture de Rousseau,

L'acétate de morphine.

QUELQUES FORMULES

ANODINES ET NARCOTIQUES.

Décoction anodine.

Feuilles de morelle noire
— de laitue vireuse
} de chaque une forte pincée.

Têtes de pavot, deux ou trois.

Faire bouillir dans un litre d'eau.

Lorsqu'il existe de vives douleurs, on fera, avec cette décoction, des lotions dans la bouche ; mais il faut bien prendre garde d'avaler ; il pourrait survenir des symptômes d'empoisonnement.

Infusion anodine et émolliente pour se gargariser la bouche.

Eau de guimauve.... 60 gr.   » c.

Faites infuser : Safran   4   40

Fleurs de mélitot ...   »   1 p.

Passez.

Ajoutez : lait....... 60   »

*Lotion anodine pour faire des fomen-
tations sur les dents qui font éprouver
de la douleur lorsqu'elles ne sont pas
à jour.*

Eau distillée de rose.... 60 gram.

Gomme arabique...... 1   »

Teinture de Rousseau.   6 goutt.

DES DÉTERSIFS.

Les détersifs sont des remèdes externes, qui enlèvent aux plaies la matière purulente dont elles sont recouvertes, et produisent, par une vertu tonique et un effet lent, le resserrement des chairs ; ils sont employés assez souvent dans les maladies des gencives.

Détersifs simples.

Les feuilles de noyer,

—   de ronces,

—   de lierre.

L'aloès,

La myrrhe,

La rose de Provins,

Le vin rouge,

L'eau-de-vie,

Le camphre, etc.

Détersifs composés.

Le vin de kina,

— de Chalibé,

— antiscorbutique.

La teinture de gayac,

L'eau vulnéraire,

Le baume de Fioraventi,

Le miel rosat,

L'extrait de Saturne, etc.

18.

Décoction détersive.

Feuilles de noyer. ⎰ de chaque une
—   de sauge. ⎱   poignée.

Kina concassé ... 30 grammes.

Jetez le tout dans un litre d'eau bouillante.

Décoction tonique astringente.

Roses de Provins.   1 poignée.

Poudre de tan ... 30 grammes.

Kina concassé.... 1/2   »

Eau de rivière ... 1 litre.

Gargarisme détersif.

Orge mondé......... 30 gram.

Feuilles d'aigremoine.
— dé menthe ..
{ de chaque une poignée.

Faire bouillir une demi-heure dans un litre d'eau.

Ajoutez : miel rosat, une cuillerée à bouche.

Lotion détersive.

Infusion de fleurs de sureau.........
— de mélitot .
{ de chaque 60 gramm.

Acétate de plomb.... 1 gr. 20 c.

Eau-de-vie camphrée. 8 grammes.

Mêlez le tout ensemble.

Formule astringente et résolutive.

Eau distillée de roses. . (de chaque
—   de plantin) 60 gram.
Sulfate de zinc.   2 gr. 50 centig.
Sucre. . . . . 15 grammes.

Mêlez le tout ensemble.

Il faut, avec ces diverses préparations, ne faire que se rincer la
bouche, sans en avaler.

DES TONIQUES.

On appelle *toniques* les médicaments propres à rendre l'action aux muscles et aux fibres relâchés ; on range parmi eux les *stimulants* qui agissent d'une manière prompte , mais peu durable.

Les *toniques* sont *amers* ou *astringents*, ou amers et astringents.

Toniques simples amers.

La gentiane,
La ménianthe ,
La centaurée ,

La fumeterre,

Le simarouba,

L'absinthe, etc.

Toniques composés amers.

Le vin d'absinthe,

Le sirop de centaurée,

La teinture de gentiane,

L'elixir de Dubois, etc.

Astringents simples.

La grenade,

La tormentille,

La bistorte,

Les roses rouges,

Le cachou,

Le coing,

Le rathania, etc.

Astringents composés.

Les pastilles de cachou,

Le vin Chalibé,

Les confitures de coing,

L'oximel,

La conserve de roses, etc.

Astringents amers simples.

Les kinas,

L'écorce de saule,

— de chêne,

L'écorce de marronnier,

L'arnica, etc.

Astringents amers composés.

Le vin de kina,

Le sirop de kina, etc.

Ces divers médicaments doivent être employés suivant l'état du malade, et la période plus ou moins avancée de la maladie.

Apozême amer.*

Gentiane.........   3 grammes.

Espèces amères... 10   »

------

* On appelle *apozême* une potion faite d'une décoction d'herbes.

Faire bouillir dans un demi-litre d'eau la gentiane , et infuser les espèces amères pendant deux heures, à prendre par demi-verrée.

Tisane amère.

Petite centaurée...   6 grammes.
Méniantre........ 60   »

Faire infuser dans une bouteille d'eau ordinaire.

Passez et ajoutez :

Sirop d'absinthe..   60 grammes.

Ces tisanes peuvent être administrées avec succès aux personnes, et surtout aux enfants débiles, et dont

les gencives sont blafardes, molles
et sanguinolentes.

Tisane astringente.

Racine de Colombo.   30 gr.
Cachou............   10 _ 90 c.
Eau de rivière.....   1 kilogr.
Faire bouillir.
A prendre par verrée.

DES ANTISCORBUTIQUES.

Les antiscorbutiques sont des excitants du système circulatoire.

Antiscorbutiques simples.

Le raifort,

Le cresson ,

Le cochléaria ,

Le citron,

Le limon , etc.

Antiscorbutiques composés.

Le vin antiscorbutique ,

Le sirop antiscorbutique ,

L'acide citrique,

La moutarde, etc.

On emploie avec succès les *antiscor-butiques*, lorsque quelque vice dar-treux ou scrophuleux entretient une affection des gencives.

DES SIALAGOGUES.

Les *Sialagogues* sont des excitants des glandes salivaires, qui détermi-nent l'écoulement de la salive dans la bouche.

Tels sont :

La racine de pyrèthre,

Le tabac,

Le gingembre,

Le sel ammoniaque, etc.

Qui sont bons pour redonner du ton aux gencives, et de la force aux dents.

DES ESCHAROTIQUES.

Les *escharotiques* sont les médicaments les plus employés pour guérir, quand il y a possibilité, les dents affectées de carie. On appelle *escharotiques* les substances qui, appliquées à l'extérieur, brûlent les chairs et les transforment en *eschares*, et dont on se sert souvent pour cautériser le nerf dentaire dans les douleurs odontalgiques déterminées par la carie.

Les principaux sont :

Le fer rouge,

Les alcalis purs,

La potasse et la soude caustiques,

Le chlorure d'antimoine (*Beurre d'antimoine*),

Les sulfates d'alumine (*alun*),

    —   de cuivre,

    —   acide de potasse calciné,

    —   de zinc,

L'huile de camphre, ou camphre traité par l'acide nitrique,

La potasse,

Le nitrate d'argent,

La créosote.

Ces différentes substances produisent assez souvent d'heureux effets quand elles sont appliquées à propos et avec précaution ; et, quoiqu'elles ne soient point infaillibles, on fera cependant bien, avant de se déterminer à faire extraire légèrement une dent, d'y avoir recours, puisque l'on en obtient souvent de bons résultats.

DES

DIFFÉRENTES SUBSTANCES

PROPRES

A NETTOYER LES DENTS.

———

Les préparations pharmaceutiques les plus en usage pour nettoyer les dents sont les *élixirs* (improprement appelés *eaux*, puisque la base en est alcoolique), les poudres et les opiats. C'est dans le choix des différents ingrédients qui les composent qu'il faut

se montrer scrupuleux; car, autant
ce choix judicieusement fait est salu-
taire à la conservation des dents,
autant le contraire peut leur être préjudiciable.

Les différentes substances qui servent à composer les élixirs blanchis-
sants sont les acides, les résines et
les huiles essentielles mêlées à l'alcool.

Il faut éviter toutes les composi-
tions où, pour obtenir un résultat en
apparence satisfaisant et prompt, on
fait entrer des acides en forte quantité
qui, comme je l'ai déjà dit, ramol-
lissent et altèrent le tissu des dents :

ce sont surtout les acides minéraux qui les détruisent très-promptement. Je conseillerai de n'employer même les acides végétaux que très-étendus d'eau, et avec la plus grande circonspection.

Les acides végétaux que l'on emploie quelquefois dans les préparations pour la bouche, quand on veut obtenir tout de suite un prompt blanchiment, sont :

L'acide acétique (vinaigre distillé),

Le suc de citron,

L'acide citrique (provenant du citron),

L'acide pyroligneux (se dit d'un

acide tiré des substances végétales par la distillation à feu nu),

L'acide oxalique (qu'on tire du suc d'oseille) ,

    — tartarique (tiré du vin),

    — benzoïque (tiré du benjoin),

etc. , etc.

DES RÉSINES.

Les résines dont on se sert pour nos élixirs sont, comme les autres, le produit immédiat des végétaux concrétés à l'état ordinaire de l'atmosphère ; elles sont inaltérables à l'eau, solubles seulement dans l'alcool, l'eau-de-vie et le jaune d'œuf. Tels sont :

Le benjoin,

L'aloës,

L'encens,

La myrrhe.,

(230)

Le baume de Tolu,

— du Pérou,

Le storax ou styrax, etc.

DES HUILES ESSENTIELLES.

Les *huiles essentielles* proviennent de la distillation des plantes aromatiques ; elles sont liquides ou concrètes, plus légères ou plus pesantes que l'eau ; elles se vaporisent au moindre degré de chaleur, et sont très-inflammables ; elles se dissolvent dans l'alcool, dans les huiles fixes ou grasses, et dans mille parties d'eau.

Celles qui nous servent le plus ordinairement sont :

L'essence de citron,

L'essence de canelle,

 —   de bergamotte,

 —   de romarin,

 —   de cédrat,

 —   de menthe,

 —   de néroli,

 —   de rose,

 —   de girofle.

Après avoir été dissoutes à des doses voulues dans des teintures spiritueuses, soit de kina, de pyrèthre, de ratania, de gayac, etc., ces préparations deviennent, pour la plupart, *émulsives;* c'est-à-dire qu'elles ont la propriété de blanchir l'eau. Ces élixirs sont très-salutaires, quand ils sont bien préparés. Il sera facile de s'assurer , afin de les éviter, comme nuisibles aux dents , de ceux qui seraient à base d'acide ; ils rougiraient immédiatement le *sirop de violette* et la *teinture de tournesol.*

On emploie les élixirs en en versant quelques gouttes dans un verre , avec une égale petite quantité d'eau ; on trempe sa brosse dans ce mélange, qu'on passe légèrement d'abord sur les dents et les gencives ; puis, on y ajoute de l'eau en plus grande abondance, et l'on finit par s'en rincer la bouche, pour chasser toute la saleté que la brosse a pu détacher.

20 .

DES POUDRES DENTIFRICES.

Les *poudres dentifrices* sont des substances médicamenteuses divisées à l'infini par une action mécanique. Leur première qualité, ainsi que celles des opiats, doit être de bien nettoyer les dents sans les altérer; bien des ingrédients peuvent entrer dans leur composition; celles qui ne renferment que peu ou point d'acide sont les meilleures, bien qu'elles paraissent offrir un résultat moins prompt; mais, je l'ai déjà dit et je ne saurais trop le répéter: il faut, pour la conservation des dents, les nettoyer tous les jours avec une poudre douce, mais ne jamais chercher à les rendre plus blanches que la nature ne nous les a données ; autrement elles n'ont qu'un éclat de peu de temps, qu'elles ne tardent pas à perdre pour ne le recouvrer jamais.

DES OPIATS.

On a l'habitude d'appeler *opiats* différentes substances propres à nettoyer les dents. Cette dénomination n'est pas exacte, puisqu'elle ne doit convenir qu'aux préparations dont l'opium est la base. Les *opiats dentifrices* ne sont donc que des *électuaires* composés de poudres liées ensemble par une certaine quantité de sirop ou de miel ; je ne m'en occuperai pas davantage, tout ce qui a été dit sur les poudres pouvant, en tout point, leur être appliqué.

QUELQUES

RECETTES POUR CALMER

LES

DOULEURS DE DENTS.

Bien que l'on ne puisse, dans plusieurs cas, faire cesser les douleurs
odontalgiques produites par la carie,
je donnerai, pour les personnes qui
éprouvent trop de répugnance à se
faire extraire leurs dents malades,
ou qui voudront au moins essayer,
avant de prendre ce parti, tous les
moyens possibles de conservation,

quelques recettes d'élixir, de lotion
ou mixture, qui, sans être préconi-
sées avec emphase, comme la plupart des remèdes tant vantés, réussissent cependant quelquefois.

Elixir odontalgique de Lalande.

Huile essentielle de girofle........	2 gr.	70	cent.
— de thym.......	1	35	»
Extrait thébaïque	5	40	»
Alcool de roses.	5	40	»
Vin de Fronti-gnan............	90	»	»

Faites digérer pendant huit jours,
et filtrez.

On met dans la bouche quelques gouttes de cet élixir qu'on promène sur le côté douloureux, et qu'on rejette quand la douleur est passée.

Lotion odontalgique de Plench.

Racine de pyrèthre.. 5 gr. 40 c.

Hydrochlorate d'am-

moniaque.............. 2 70

Extrait d'opium 45   »

Eau distillée de la-

vande................. 60   »

Vinaigre distillé.... 60   »

Faites digérer pendant quelques jours ce mélange, et filtrez.

Dans les douleurs de dents, on

passe de temps en temps une cuillerée de cette lotion dans la bouche,
en ayant soin de ne pas l'avaler.

Mixture odontalgique de Cadet.

Ether sulfurique...   2 gr. 70 c.
Laudanum liquide...   2   70
Baume de Comman-
deur..................   2   70
Huile essentielle de
girofle.............   3 gouttes.
Mêlez.

On trempe un peu de coton dans
cette mixture, et on l'applique dans
la dent qui fait souffrir.

Autre, de l'auteur.

Huile essentielle de gi-
rofle . . . . 1 partie.

Laudanum liquide . . . 2 »

Camphre . . . . , 1 »

Créosote rectifiée . . . . 4 »

Mêler et avoir le soin de tenir le vase parfaitement bouché.

Cette mixture, dont je me sers, me réussit assez souvent pour calmer les douleurs ; il suffit d'y tremper du coton, gros comme la tête d'une épingle, et de l'introduire dans la dent qui fait souffrir, en ayant soin de changer ce coton tous les jours.

Liqueur du docteur Swediaur, contre les aphtes.

Borax en poudre. ,   5 gr. 70 c,

Teinture de myrthe 30   »

Eau de roses distil-

lée 30   »

Miel rosat 60   »

On imbibe un plumasseau avec cette liqueur, et on en touche les aphtes plusieurs fois dans la journée,

Mixture de Boyle contre les aphtes.

Suc de Joubarde. 30 gr.

Miel. , ... 30   »

Sulfate acide d'a-
lumine............ 5 » 28 c.

S'en servir comme ci-dessus.

PRÉCEPTES

QU'IL FAUT OBSERVER TOUTE LA VIE

POUR

LA CONSERVATION DES DENTS.

Outre les soins journaliers que nécessitent les gencives et les dents, il faut encore éviter tout ce qui peut être nuisible à leur conservation, et, pour cela, on fera bien de suivre toute la vie les conseils que je vais donner.

1° Ne pas casser de corps trop

durs, tels, par exemple, que des
noyaux de fruits, des noix, et dé-
boucher des bouteilles avec ses
dents ;

2° Ne point faire usage d'eau
froide pour se laver la tête ;

3° Ne point couper son fil ou
tout autre lien avec les incisives,
qui peuvent se trouver ébranlées,
et qu'un frottement souvent répété
finit par user.

4° Avoir soin qu'aucune substance
alimentaire ne puisse séjourner dans
les cavités que ces organes pourraient présenter.

5° Éviter le contraste d'aliments

chauds et de boissons fraîches, et
l'usage du thé presque bouillant,
surtout suivi, comme cela peut arriver assez souvent au bal ou en soi-
rée, de l'ingestion d'une glace, ces
contrastes pouvant déterminer une
inflammation de la pulpe dentaire,
souvent suivie de carie, qui se développe plus particulièrement sur les
dents qui ont une tendance à cette
maladie ;

6° L'usage fréquent des aliments
acidulés ou de fruits qui n'ont pas
atteint toute leur maturité, car leur
usage ramollit bientôt la matière
éburnée de la dent, et la rend par

conséquent bien plus susceptible de se décomposer;

7° Eviter autant que possible les habitations basses et humides;

8° Veiller à ce qu'aucun point carié ne puisse se montrer sur les dents, sans le faire immédiatement disparaître avec la lime, et en faisant boucher le moindre petit trou qui pourrait se déclarer, sans attendre, comme bien des personnes le font, que la dent devienne douloureuse;

9° Enfin, avoir soin de bien nettoyer sa bouche au moins une fois par jour, si on ne le peut deux ou trois, après les repas, avec une brosse douce, trempée dans de l'eau légèrement aromatisée, et une poudre douce dans laquelle il n'entrera point d'acide.

Avec ces différents soins que l'on doit faire prendre aux enfants dès le plus jeune âge, si l'on ne peut, sous les climats humides surtout, arrêter toute destruction, on en retardera au moins considérablement les progrès.

Il eut été facile de donner à ces diverses observations bien plus de développements, mais cela eût été m'écarter du but que je me suis proposé d'indiquer aux mères de famille et aux gens du monde, de leur signaler les divers dangers que peuvent courir les dents, par un défaut de précautions qu'il est souvent si facile de prendre. Trop heureux si je parvenais à vaincre quelques préjugés, et si j'ouvrais les yeux à bien des parents, pour qu'ils puissent donner à leurs enfants des soins dont on les a laissés eux-mêmes manquer dans l'enfance, et dont ils éprouvent aujourd'hui d'amers regrets.

FIN.

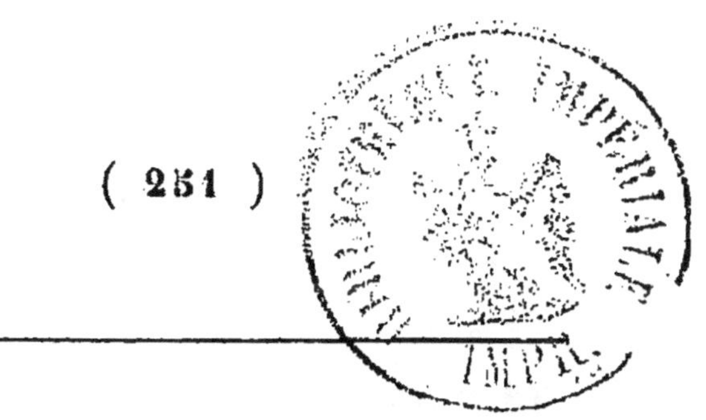

TABLE

DES MATIÈRES.

Pages.

(252)

(235)

FIN DE LA TABLE.